Vanessa Hoffmann
Hörstörungen bei Kindern
Ein Ratgeber für Eltern, Pädagogen
und (Sprach-)Therapeuten

RATGEBER

für Angehörige, Betroffene und Fachleute

Vanessa Hoffmann

Hörstörungen bei Kindern

Ein Ratgeber für Eltern, Pädagogen und (Sprach-)Therapeuten

Bibliografische Information der Deutschen Nationalbibliothek
Die Deutsche Nationalbibliothek verzeichnet diese Publikation in der Deutschen Nationalbibliografie; detaillierte bibliografische Daten sind im Internet über http://dnb.d-nb.de abrufbar.

Besuchen Sie uns im Internet: www.schulz-kirchner.de

1. Auflage 2018
ISBN 978-3-8248-1222-6
eISBN 978-3-8248-9930-2
© Schulz-Kirchner Verlag GmbH, 2018
Mollweg 2, D-65510 Idstein
Vertretungsberechtigte Geschäftsführer:
Dr. Ullrich Schulz-Kirchner, Nicole Eitel
Titelfoto: © chrisberic - Fotolia.com
Fotos Innenteil mit freundlicher Genehmigung von:
Cochlear, MED-EL, Phonak und Innoforce
Lektorat: Doris Zimmermann
Umschlagentwurf und Layout: Petra Jeck, Ina Richter
Druck und Bindung:
TZ-Verlag & Print GmbH, Bruchwiesenweg 19, 64380 Roßdorf
Printed in Germany

Die Informationen in diesem Ratgeber sind von der Verfasserin und dem Verlag sorgfältig erwogen und geprüft, dennoch kann eine Garantie nicht übernommen werden. Eine Haftung der Verfasserin bzw. des Verlages und seiner Beauftragten für Personen-, Sach- und Vermögensschäden ist ausgeschlossen.

Dieses Werk, einschließlich aller seiner Teile, ist urheberrechtlich geschützt. Jede Verwertung außerhalb der engen Grenzen des Urheberrechtsgesetzes (§ 53 UrhG) ist ohne Zustimmung des Verlages unzulässig und strafbar (§ 106 ff UrhG). Das gilt insbesondere für die Verbreitung, Vervielfältigungen, Übersetzungen, Verwendung von Abbildungen und Tabellen, Mikroverfilmungen und die Einspeicherung oder Verarbeitung in elektronischen Systemen. Eine Nutzung über den privaten Gebrauch hinaus ist grundsätzlich kostenpflichtig.
Anfrage über: info@schulz-kirchner.de

| Inhaltsverzeichnis

Einleitung	7
Grundlagen des Hörens	8
Das Hörorgan	8
Das Außenohr	8
Das Mittelohr	8
Das Innenohr	8
Was ist Schall?	9
So funktioniert das Hören	10
Normale Hör- und Sprachentwicklung	10
Sensible Phase für den Spracherwerb	12
Periphere Hörstörungen bei Kindern	13
Ursachen von Hörschädigungen	13
Erbliche und erworbene Hörstörungen	13
Dauerhafte und vorübergehende Hörstörungen	13
Formen der Schwerhörigkeit	13
Schallleitungsschwerhörigkeit (SLS)	14
Schallempfindungsschwerhörigkeit (SES)	14
Kombinierte Schwerhörigkeit	14
Schweregrad der Hörschädigung	15
Zeitpunkt der Hörschädigung	15
Lebensalter und Höralter	16
Pädaudiologische Diagnostik	17
Das Audiogramm	17
Subjektive Hörtests	18
Reflexaudiometrie	18
Verhaltensaudiometrie	18
Spielaudiometrie	19
Tonschwellenaudiometrie	19
Sprachaudiometrie	20
Was ist eine Aufblähkurve?	21
Objektive Hörtests	22
Impedanzmessung	22
Evozierte otoakustische Emissionen (OAE)	23
Neugeborenen-Hörscreening	23
Elektrische Reaktionsaudiometrie (ERA)	24

Ärztliche Therapie — 25
Versorgung mit konventionellen Hörgeräten — 25
    Indikationsstellung — 25
    Aufbau und Funktion eines Hörgeräts — 26
    Arten von Hörgeräten — 26
    Knochenleitungshörgeräte — 28
    Hörgeräteanpassung — 29
Versorgung mit implantierbaren Hörsystemen — 29
    Mittelohrimplantate und -systeme — 29
    Knochenleitungsimplantatsysteme — 31
    Anpassung und Nachsorge — 34
Versorgung mit Cochlea-Implantaten — 34
    Aufbau und Funktion eines CI — 35
    (Erst-)Anpassung des Audioprozessors — 36
    (Re-)Habilitation und Nachsorge — 37
    Elektrisch-akustische Stimulation — 39
    Einflussfaktoren auf den Hörerfolg — 39

Hör- und Sprachtherapie — 42
Auswirkungen einer Hörstörung auf die Sprachentwicklung — 42
    Wortschatz und Sprachverständnis — 42
    Satzbau und Grammatik — 42
    Lautbildung — 43
    Funktionsbereiche der Stimme — 43
Frühförderung — 44
    Hörgerichtete Förderung — 44
    Förderung in Lautsprache mit begleitenden oder unterstützenden Gebärden — 44
    Bilinguale Förderung — 45
Bausteine der Hör- und Sprachtherapie — 45
    Elternberatung — 46
    Hörerziehung und Hörtraining — 46
    Wortschatz und Sprachverständnis — 50
    Satzbau und Grammatik — 51
    Lautbildung — 52
    Funktionsbereiche der Stimme — 54
Ganzheitlicher Ansatz — 56
Interdisziplinäre Zusammenarbeit — 56

Anhang — 58
Häufig gestellte Fragen — 58
Hier finden Sie professionelle Unterstützung! — 62
    Weiterführende Literatur und Quellen — 62
    Auswahl relevanter Vereine, Foren, (Selbsthilfe-)Gruppen u. a. — 62
Audiologische Fachbegriffe — 63

Einleitung

Stellen Sie sich folgende Situation vor:

Sie sitzen in einem Klassenzimmer mit 20 Mitschülern. Es ist ein heißer Sommertag, die Fenster sind geöffnet, die Vögel zwitschern, draußen auf dem Schulhof laufen einige Kinder lachend umher. Die Lehrerin steht vor der Klasse und erklärt den Kindern eine Mathematikaufgabe. Ihr Sitznachbar flüstert Ihnen das Ergebnis der Schulaufgabe ins Ohr, während der Schüler aus der ersten Reihe sich lautstark mit seinem Sitznachbarn unterhält. Wenn Sie sich nun noch vorstellen, dass man Ihnen Kopfhörer aufsetzt und Sie den Anweisungen der Lehrerin dennoch folgen sollen, so scheint dies nahezu unmöglich. Kinder mit Hörstörungen stehen dieser Herausforderung täglich gegenüber.

Schätzungen zufolge treten periphere Hörstörungen* bei zwei bis drei von 1000 Kindern auf (0,2 - 0,3 %). Im Gegensatz zu zentralen Hörstörungen (Störungen der Hörverarbeitung auf Gehirnebene) sind periphere Hörstörungen durch eine Beeinträchtigung des Hörvermögens, d. h. einer verminderten oder nicht vorhandenen auditiven Wahrnehmung, gekennzeichnet. Die Folgen einer unerkannten und unversorgten Hörstörung können weitreichend sein: Es können Entwicklungsstörungen auftreten, die sich auf sprachlicher, kognitiver, sozialer oder emotionaler Ebene zeigen.
Folglich wirft die Diagnose einer kindlichen Hörstörung bei Eltern viele Fragen und Sorgen auf: Was bedeutet die Hörstörung für das Kind? Wie entwickelt sich die Sprache des Kindes? Wird das Kind eine Regelschule besuchen können? Welche Therapiemöglichkeiten gibt es?

Dieser Ratgeber gibt einen Überblick über die Thematik der Hörstörungen im Kindesalter und deren Behandlungsmöglichkeiten. Er enthält Informationen über medizinische und audiologische Aspekte des Hörens, Hörhilfen, Inhalte einer Hör- und Sprachtherapie und greift praxisrelevante Fragestellungen im Umgang mit der kindlichen Hörstörung auf.

*Es sei an dieser Stelle angemerkt, dass sich die folgenden Ausführungen auf periphere Hörstörungen im Kindesalter beziehen. Das Störungsbild der zentralen Hörstörungen wird nicht aufgegriffen.

Grundlagen des Hörens

Das Hörorgan

Das periphere Hörorgan kann in drei Abschnitte untergliedert werden (Abb. 1):
- Außenohr
- Mittelohr
- Innenohr

Das Außenohr
Das äußere Ohr umfasst die *Ohrmuschel*, den *Gehörgang* und das *Trommelfell*. Die Ohrmuschel funktioniert ähnlich wie ein Trichter. Sie fängt alle Schallsignale auf und führt diese über den Gehörgang zum Trommelfell. Das Trommelfell trennt das äußere Ohr vom Mittelohr.

Das Mittelohr
Das Mittelohr ist mit Luft gefüllt. Vom Mittelohr führt die *Ohrtrompete* zum Rachen. Bei jedem Schlucken wird sie automatisch geöffnet und bewirkt so einen Luftdruckausgleich im Mittelohr. Hinter dem Trommelfell befinden sich die *Gehörknöchelchen* (Hammer, Amboss, Steigbügel). Die *Gehörknöchelchen* sind die kleinsten Knochen des Menschen. Der Steigbügel ist nur etwa so groß wie ein Reiskorn.

Das Innenohr
Im Innenohr befindet sich die *Hörschnecke (Cochlea)*, deren Form an ein Schneckenhaus erinnert. Die Hörschnecke enthält mehrere Membranschichten, die mit Flüssigkeit gefüllt sind. Hier liegen die Haarsinneszellen. Sie stellen über den *Hörnerv* die Verbindung zum Gehirn her.

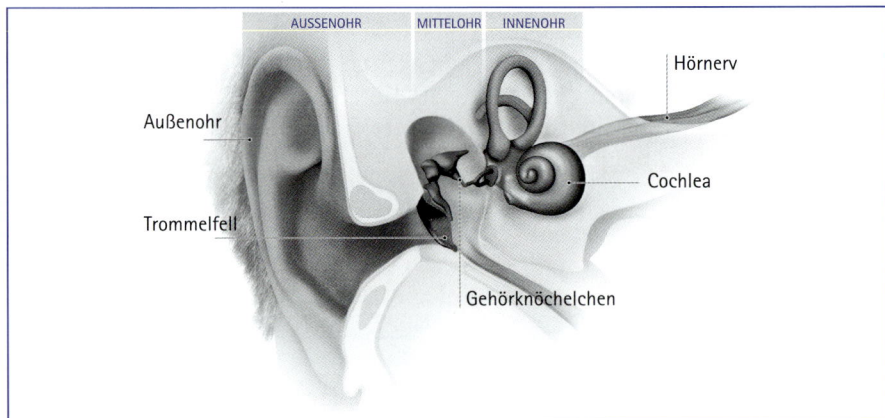

Abb. 1: Darstellung des peripheren Hörorgans (© MED-EL)

Was ist Schall?

Unsere Ohren sind pausenlos aktiv: Der klingelnde Wecker, das Gemurmel in der Straßenbahn, der pfeifende Wind, der durch die Straßen fegt: Was ist das eigentlich, was unsere Ohren da wahrnehmen?
Schall entsteht, wenn Luft in Schwingungen versetzt wird. Diese Schwingungen werden auch Schallwellen genannt. Unterschiedliche Geräuschquellen erzeugen dabei unterschiedliche Schallwellen. Eine Schallwelle definiert sich über die Frequenz und die Lautstärke. Die Frequenz ist die Tonhöhe eines Schallsignals. Die Maßeinheit für die Frequenz wird in Hertz (Hz) angegeben. Langsame Schallwellen erzeugen tiefe, schnelle Schallwellen hohe Töne. Die Lautstärke ist der Druck, den die Schallwelle produziert. Die Maßeinheit für die Lautstärke ist Dezibel (dB). Das menschliche Gehör kann Töne zwischen 20 Hz und 20.000 Hz wahrnehmen. Ein Mensch mit normalem Gehör kann sehr leise Töne von nahezu 0 dB hören, wohingegen Geräusche von mehr als 120 dB Schmerzen verursachen und das Gehör schädigen können. Das Audiogramm (Abb. 2) zeigt vertraute Klänge in verschiedenen Frequenzen und Lautstärken. Je nachdem welche Frequenzen und Lautstärken durch eine Hörstörung betroffen sind, können unterschiedliche akustische Ereignisse nicht mehr wahrgenommen werden.

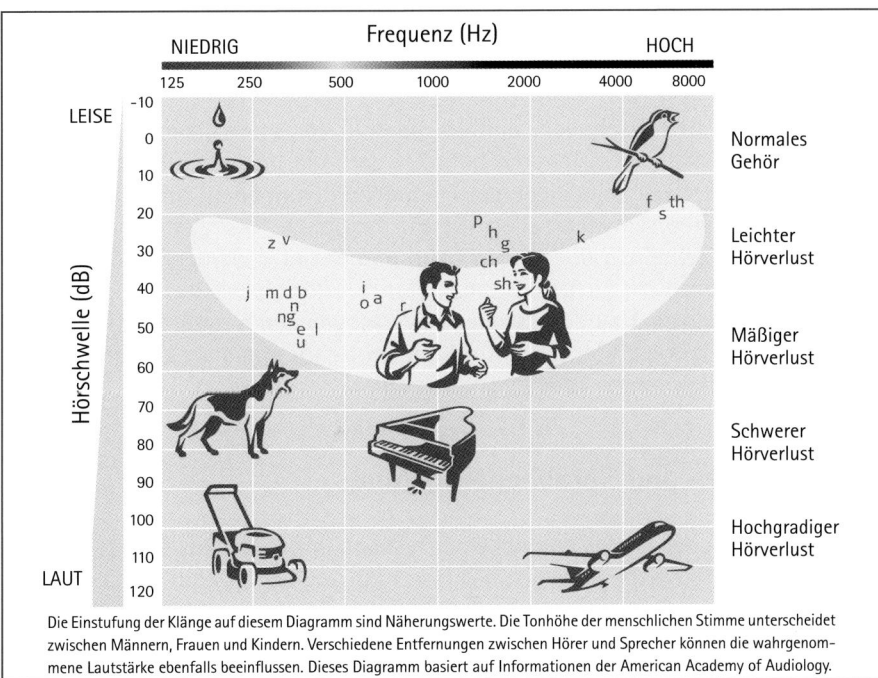

Abb. 2: Auswirkungen einer Hörschädigung auf Alltagsgeräusche (© MED-EL)

So funktioniert das Hören

Das Außenohr fängt die Schallwellen auf und leitet sie über den äußeren Gehörgang an das Trommelfell weiter. Das Trommelfell wird durch den Schall in Schwingung versetzt. Die drei Gehörknöchelchen (Hammer, Amboss, Steigbügel) nehmen die Bewegung des Trommelfells auf und leiten sie an die Membran des ovalen Fensters weiter. Über die Membran am ovalen Fenster werden die mechanischen Schwingungen in Flüssigkeitsbewegungen zur Hörschnecke im Innenohr übertragen. Diese spielt im Hörprozess eine wichtige Rolle: In der Hörschnecke werden tausende hochempfindliche Haarsinneszellen stimuliert.

Die Haarsinneszellen wandeln den Schall in elektrische Impulse um und leiten ihn über den Hörnerv an das Hörzentrum im Gehirn. Das Gehirn interpretiert diese Informationen dann als Geräusch, Sprache oder Musik. Bei einem vorliegenden Hörverlust werden einige oder alle dieser Schallwellen vom Gehör nicht mehr umgewandelt und an das Gehirn weitergeleitet. Als Folge dessen hört der Betroffene entweder Töne in bestimmten Frequenzen nicht mehr oder kann bestimmte Lautstärken nicht mehr verarbeiten. In manchen Fällen trifft auch beides zu.

> Ein Höreindruck entsteht dann, wenn Schallwellen auf unsere Innenohrstrukturen treffen. Beim Verarbeiten der Schallwellen in Informationen, die unser Gehirn versteht, spielen sowohl das Außen-, Mittel- und Innenohr eine wichtige Rolle.

Stellt man sich die Hörschnecke einmal abgerollt vor, so erhält man einen etwa 3 cm langen Schlauch. Im Inneren befinden sich die hochempfindlichen Haarsinneszellen, die nach verschiedenen Frequenzen (Tonhöhen) angeordnet sind: Zu Beginn befinden sich Haarzellen, die für die hohen Töne zuständig sind. Die nachfolgenden Zellreihen übertragen dann immer tiefer werdende Töne bis hin zur Hörschneckenspitze, an der die ganz tiefen Basstöne lokalisiert sind. Durch die präzise Zuordnung der Haarsinneszellen zu verschiedenen Frequenzen (Tonotopie) ist es möglich, dass ein Mensch mit gesundem Gehör minimale Unterschiede in der Tonhöhe wahrnehmen kann.

Normale Hör- und Sprachentwicklung

Die Hörfähigkeit des Kindes entwickelt sich schon im Mutterleib. Bereits in der 6. Schwangerschaftswoche (SSW) ist das Hörorgan angelegt. Damit ist das Ohr das erste Sinnesorgan, das beim menschlichen Embryo ausgebildet wird. Ausgereift und funktionstüchtig ist es dann in der 16. SSW. Ab der 22. SSW zeigen sich beim Ungeborenen erste Reaktionen auf akustische Reize durch Bewegungen oder eine veränderte Herzfrequenz. Bei lauten Geräuschen erschrickt es, bei leisen Tönen scheint es interessiert zu lauschen. Ab der 28. Woche kann das Hörvermögen beim gesunden Kind als sicher vorausgesetzt werden.

Während sich die Hörfähigkeiten bereits im Mutterleib entwickeln, beginnt die Sprachproduktion erst unmittelbar nach der Geburt. Die nachfolgende Übersicht beschreibt die wesentlichen Entwicklungsschritte, die ein Kind in den ersten Lebensmonaten macht, um sich seine Muttersprache anzueignen. Dabei bildet das normale Hörvermögen eine Grundvoraussetzung für eine altersgerechte Sprachentwicklung.

Tab. 1: Hör- und Sprachentwicklung beim normalhörenden Kind

0-6. Monat	Kind reagiert auf Geräusche, bewegt den Kopf in die Richtung einer Schallquelle, Stimmen der Eltern werden erkannt und beruhigen, Schreien, Gurren, Beginn der ersten Lallphase.
6.-9. Monat	Zweite Lallphase („ga-ga", „ba-ga"), Nachahmen von Geräuschen.
9.-18. Monat	Kind reagiert auf seinen Namen, versteht einfache Aufforderungen und bekannte Wörter, kann bestimmte Dinge benennen (ca. 10 Wörter) und zeigen („Mama", „Papa", „nein"), Nachahmung von Silben und Lauten.
Ab 18. Monat	Kind versteht einfache Sätze, erkennt Alltagsgeräusche und benennt bekannte Dinge (ca. 30-50 Wörter), Übergang von Ein- zu Zwei-Wort-Sätzen.
Ab 24. Monat	Kind versteht längere Sätze und Aufforderungen (z. B. zeigt Körperteile), sagt seinen Namen, Wortschatz wächst auf mehr als 50 Wörter, bildet Zwei- bis Drei-Wort-Sätze, kann Wörter mit unterschiedlichen Konsonanten (z. B. m, b, p, d) sprechen.
Ab 36 Monaten	Kind hört beim Vorlesen zu und versteht kurze Geschichten, bildet Mehrwortsätze und stellt eigene Fragen, verwendet die erste Person („Ich"-Form).
Ab 48 Monaten	Kind kann Situationen beschreiben und spricht von Dingen, die es gerade nicht sieht, kann einzelne Begriffe einem Oberbegriff zuordnen (Hund → Tiere), kann die Laute der Muttersprache korrekt bilden und verwenden.

Sensible Phase für den Spracherwerb

Die Zeitspanne während der Entwicklung, in der die Bereitschaft des Organismus zum Erlernen eines bestimmten Verhaltens am größten ist, wird auch als „sensible Phase" oder „kritische Periode" bezeichnet. In dieser Phase werden die besonders für den Spracherwerb zuständigen Gehirnregionen und neuronalen Verknüpfungen ausgebildet. Zwar verfügen Kinder bereits über angeborene Fähigkeiten zum Spracherwerb, damit sich diese Fähigkeiten jedoch optimal entwickeln und entfalten können, ist das sprachliche Angebot aus der Umgebung notwendig und besonders wichtig. Wesentliche Voraussetzung für einen angemessenen Spracherwerb ist ein gutes oder durch Hörhilfen korrigiertes Hörvermögen, das eine Verarbeitung des auditiv wahrgenommenen und sprachlichen Inputs zulässt. Ferner werden innerhalb der sensiblen Phase nicht nur sprachliche Strukturen im Gehirn, sondern auch neuronale Verknüpfungen auf der Ebene der Hörbahn vollzogen.

Es wird angenommen, dass der Höhepunkt der sensiblen Phase für den Spracherwerb ungefähr zwischen eineinhalb und vier Jahren liegt und noch bis zu einem Alter von ca. sieben Jahren andauern und stark ausgeprägt sein kann. Während sich der *Wortschatz* ein Leben lang erweitert, werden innerhalb der ersten Lebensjahre die Grundlagen für den Erwerb eines *Sprachsystems* und für die *Grammatikentwicklung* gelegt. Besonders in den ersten Lebensjahren können die grammatikalischen Regeln der Sprache inzidentell (beiläufig) und ohne große Anstrengung erworben werden. Mit zunehmendem Alter nimmt dann die Leichtigkeit, eine neue Sprache zu erlernen und in ihren Regeln zu erfassen, zunehmend ab.

Die sensible Phase für den Spracherwerb spielt bei Kindern mit einer Hörschädigung eine besondere Rolle, wenn es um die Frage nach dem Zeitpunkt der Versorgung mit Hörsystemen geht. Da das optimale Zeitfenster für sprachliches Lernen in den ersten Lebensjahren liegt, ist eine möglichst frühzeitige Versorgung mit Hörsystemen anzustreben. Zudem ist es wichtig, dass der Grammatikerwerb während dieser Zeit der erhöhten Sensibilität gefördert wird, um die Grundlage für den weiteren Spracherwerb zu bilden. Werden kindliche Hörstörungen hingegen erst spät erkannt oder nicht ausreichend mit Hörsystemen versorgt, treten Einschränkungen im Spracherwerb und in der Kommunikationsentwicklung auf.

Periphere Hörstörungen bei Kindern

Ursachen von Hörschädigungen

Im Laufe der Entwicklung des Gehörs kann es zu verschiedenen Störungen kommen. Als verursachende Faktoren einer kindlichen Hörstörung kommen eine Reihe von Erkrankungen und Syndromen infrage. Prinzipiell wird zwischen hereditären (erblich bedingten) und erworbenen Ursachen und dauerhaften und vorübergehenden Hörstörungen unterschieden.

Erbliche und erworbene Hörstörungen
In den meisten Fällen ist eine kindliche Hörstörung genetisch bedingt, die Hörstörung wird also in der Familie vererbt und ist angeboren. Treten vor, während oder nach der Geburt Erkrankungen oder Komplikationen auf, so kann sich das Risiko einer Hörstörung für das Kind um das 20-fache erhöhen. Erkrankungen, die während einer Schwangerschaft zu einer Hörschädigung des ungeborenen Kindes führen können, sind z. B. Röteln, Cytomegalievirus (CMV)-Infektionen, Virusinfekte oder Meningitis. In der frühkindlichen Entwicklungsphase können eine bakterielle Hirnhautentzündung, Mumps, Masern oder Mittelohrentzündungen zu einer Hörstörung des Kindes führen. Dies gilt auch für manche hörschädigende (ototoxische) Medikamente, Alkohol- oder Drogenmissbrauch.

Dauerhafte und vorübergehende Hörstörungen
Im Laufe der Diagnostik ist es zudem wichtig zu unterscheiden, ob es sich um eine dauerhafte (persistierende) Hörschädigung handelt oder ob die Hörschädigung vorübergehend ist. Ein Beispiel für eine vorübergehende Hörstörung ist der sogenannte Paukenerguss, der infolge einer akuten Mittelohrentzündung auftreten kann: Hierbei sammelt sich Flüssigkeit hinter dem Trommelfell und verhindert die Weiterleitung des Schalls im Mittelohr. Diese Form der Hörstörung verschwindet nach Abklingen der akuten Entzündung wieder.

Formen der Schwerhörigkeit

> Je nachdem, in welchem Bereich des Ohres eine Funktionsstörung vorliegt, wird zwischen drei Formen der Schwerhörigkeit unterschieden:
> - Schallleitungsschwerhörigkeit (SLS): Mittelohr
> - Schallempfindungsschwerhörigkeit (SES): Innenohr
> - Kombinierte Schwerhörigkeit: Mittel- und Innenohr

Schallleitungsschwerhörigkeit (SLS)
Bei der SLS liegt der Hörschaden vorwiegend im Bereich des *Mittelohres*, seltener im Bereich des äußeren Ohres. Paukenergüsse im Mittelohr, Störungen der Mittelohrbelüftung oder angeborene Gehörgangs- und Mittelohrfehlbildungen bedingen eine Störung der Schallübertragung zum Innenohr. Betroffene klagen häufig darüber, dass sie Schallsignale (z. B. gesprochene Sprache) wesentlich leiser und gedämpfter wahrnehmen, als würden sie durch Watte oder unter Wasser hören. Die Qualität, also die Verständlichkeit des Gesprochenen, bleibt aber weitgehend erhalten, unabhängig davon, ob es sich um hohe oder tiefe Töne handelt. Die Hörschwelle ist hier über die Luftleitung schlechter als über die Knochenleitung. In den vorrangigen Fällen ist diese Form der Hörstörung nur von vorübergehender Dauer und kann durch eine medikamentöse Behandlung oder einen operativen Eingriff behoben werden. Halten die Symptome an, so kann mit einem Hörgerät Abhilfe geschaffen werden. Auch ein Mittelohr- oder ein Knochenleitungsimplantat kann den Hörverlust ausgleichen.

Schallempfindungsschwerhörigkeit (SES)
Die SES ist die am häufigsten auftretende Hörstörungsform im Kindesalter. Sie beruht auf einer Schädigung oder Funktionsschwäche im *Innenohr*. Man spricht deshalb auch von einer Innenohrschwerhörigkeit. Die SES bei kleinen Kindern ist meist erblich bedingt oder angeboren und besteht beidseits; besonders betroffen sind Frühgeborene. Bei älteren Kindern führen z. B. hörschädigende Medikamente, Infektionskrankheiten wie Mumps und Masern oder eine Hirnhautentzündung zu einer meist irreparablen Schädigung des Innenohrs. Bei dieser Schwerhörigkeit werden die Schallsignale noch relativ gut empfangen, aber sie werden verändert wahrgenommen, da die Frequenzen – beginnend mit den hohen Tönen – unterschiedlich stark verloren gehen. Das hat Auswirkungen auf die Qualität der gehörten Sprache bzw. Töne. Betroffene klagen deshalb häufig über ein eingeschränktes Sprachverständnis. Manchmal tritt die Schallempfindungsschwerhörigkeit auch nur im Hochtonbereich auf. Diese Ausprägung wird dann als „partieller Hörverlust" bezeichnet.
Von einer *retrocochleären* Schallempfindungsschwerhörigkeit spricht man, wenn der Hörnerv selbst betroffen ist. Die Informationen werden zwar korrekt im Innenohr verarbeitet, aber der Hörnerv ist nicht in der Lage, die Nervenimpulse an das Gehirn weiterzuleiten.

Kombinierte Schwerhörigkeit
Bei dieser Mischform liegen sowohl eine Schallleitungs- als auch eine Schallempfindungskomponente vor. Aus diesem Grund trägt diese Ausprägung auch den Namen „kombinierte Schwerhörigkeit". Ursächlich für die kombinierte Schwerhörigkeit sind Probleme im Mittel- und Innenohr. In diesem Fall muss eine ausführliche Diagnostik durchgeführt werden. Meist ist die Schallleitungsstörung mittels kon-

servativer oder operativer Methoden zu beheben. Die Innenohrschwerhörigkeit kann im weiteren Verlauf apparativ mit Hörsystemen versorgt werden.

Schweregrad der Hörschädigung

Der Schweregrad einer Hörstörung leitet sich aus den Messergebnissen im Hörtest auf dem besser hörenden Ohr ab. Hierzu wird gemessen, wie sehr ein Ton verstärkt werden muss, damit er von einer Person so wahrgenommen werden kann, wie mit einem gesunden Gehör. Um den Grad der Hörschädigung zu bestimmen, werden die für das Sprachverstehen wichtigen Frequenzen – gemessen in Hertz (Hz) – berücksichtigt und die Verstärkungsleistung gemittelt. Der Grad der Hörschädigung wird dann in Dezibel (dB) angegeben. Man unterscheidet fünf Schweregrade von Hörverlusten:

■ Keine Hörschädigung	< 20 dB
■ Geringgradige Hörschädigung	21-39 dB
■ Mittelgradige Hörschädigung	40-69 dB
■ Hochgradige Hörschädigung	70-94 dB
■ An Taubheit grenzende Hörschädigung	> 95 dB

An Taubheit grenzende Schwerhörigkeiten werden häufig als Hörrestigkeit oder Taubheit bezeichnet. Je nach Schweregrad einer Hörschädigung können unterschiedliche Alltagsgeräusche gar nicht oder nur erschwert wahrgenommen werden (siehe Abb. 2).

Zeitpunkt der Hörschädigung

Um eine möglichst effektive Therapie der Hörstörung einzuleiten, ist es wichtig, sowohl die Art und den Grad der Schwerhörigkeit einzuteilen als auch den Zeitpunkt des Einsetzens zu bestimmen. Bei Kindern unterscheidet man Hörstörungen, die
■ von Geburt an (congenital),
■ vor dem Spracherwerb (prälingual),
■ während des Spracherwerbs (perilingual) oder
■ nach dem Spracherwerb (postlingual)
bestehen bzw. auftreten.

Je nachdem, wann eine Hörschädigung im Kindesalter auftritt, können bestimmte charakteristische Merkmale in der Sprachentwicklung beobachtet werden. Besteht eine hochgradige Hörschädigung bereits seit der Geburt, also vor abgeschlossenem

Spracherwerb (*prälingual*), ist häufig zu beobachten, dass die Säuglinge in der ersten Lallphase verharren und der Beginn der zweiten Lallphase ausbleibt oder verspätet eintritt. Der Grund hierfür ist der fehlende Zugang zur audiophonatorischen Rückkopplung (Lautbildungskontrolle durch das eigene Gehör), d. h., die notwendigen auditiven Informationen über die Sprache erreichen zwar das Ohr, können aber nicht wahrgenommen und verarbeitet werden. Um die Beeinträchtigung des Hörens zu kompensieren, entwickeln die meisten Kinder verstärkt den visuellen Kanal; die Kommunikation mit anderen verläuft also vorrangig über Blickkontakt, Mimik und Gestik.

Tritt eine kindliche Hörschädigung während (*perilingual*) oder nach abgeschlossenem Spracherwerb (*postlingual*) auf, stagniert meist der Wortschatz oder entwickelt sich langsam zurück. Auch syntaktische Strukturen (Satzbau), die einmal vom Kind beherrscht und genutzt wurden, können wieder verschwinden. Durch die fehlende Lautbildungskontrolle verschlechtert sich außerdem die Artikulation. Es zeigen sich zudem Veränderungen der Prosodie (Sprachmelodie) und des Stimmklangs. Das Kind sucht zunehmend das Mundbild des Gesprächspartners als zusätzliche Hilfestellung, um den Hörverlust zu kompensieren. Als Reaktion auf die mit dem Hörverlust verbundene erhöhte Anstrengung und erschwerte Kommunikation reagieren viele Kinder mit motorischer Unruhe und Nervosität. Gerade bei kleinen Kindern, die noch keine Angaben zu ihrer Hörverschlechterung geben können, tritt meist erst die Veränderung des Verhaltens in den Vordergrund, bevor die Hörstörung von den Eltern bemerkt wird.

Lebensalter und Höralter

Bei der Beurteilung einer mit Hörsystemen versorgten Hörschädigung und deren Auswirkungen auf die Hör- und Sprachentwicklung eines Kindes wird das Verhältnis zwischen dem Höralter und dem Lebensalter berücksichtigt. Während das Lebensalter das chronologische Alter des Kindes meint, bezeichnet das Höralter die Zeitspanne, in der ein Hörenlernen im Rahmen einer normalen oder apparativ versorgten Hörfähigkeit erfolgt.
Bsp.: Ein fünfjähriges Kind, das von Geburt an gehörlos ist und im Alter von einem Jahr erfolgreich mit Hörgeräten versorgt wurde, hat ein Höralter von 4 Jahren.

Pädaudiologische Diagnostik

Bei einem Verdacht auf eine Schwerhörigkeit wird neben Anamnese und Inspektion des Ohres eine umfangreiche pädaudiologische Diagnostik durchgeführt. Unterschiedliche audiometrische Testverfahren dienen dazu, das Hörvermögen zu messen, den Schweregrad und die Ursache einer Hörstörung festzustellen und ihrem Entstehungsort zuzuordnen. Prinzipiell basiert die pädaudiologische Diagnostik auf subjektiven und objektiven Messmethoden. Beide audiometrischen Verfahren sind für eine ausführliche pädaudiologische Diagnostik unentbehrlich.

Das Audiogramm

Ein Audiogramm ist eine grafische Darstellung des Hörvermögens einer Person und zeigt den Grad des Hörverlusts an. Für jedes Ohr wird ein eigenes Audiogramm erstellt. Auf der horizontalen Achse des Diagramms sind die Frequenzen von links nach rechts ansteigend von 125 Hz bis 10.000 Hz (Hertz) aufgetragen. Je höher die Frequenz ist, desto höher ist die Tonhöhe. Vertikal ist die Lautstärke des jeweiligen dargebotenen Tons von 0 dB bis 130 dB (Dezibel) aufgetragen. Der Hörpegel ist so normiert, dass eine gerade Linie bei null das normale Hörvermögen darstellt. Die Luftleitungsschwelle ist mit Kreisen (rechte Seite) bzw. Kreuzen (linke Seite) markiert, die mit einer durchgezogenen Linie verbunden werden. Die Knochenleitungsschwelle ist mit Pfeilspitzen markiert, die mit einer gestrichelten Linie verbunden werden, um den jeweiligen Hörverlust abzubilden.

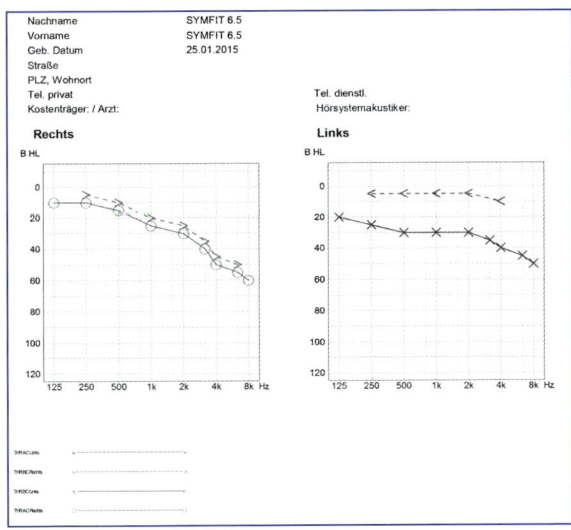

Abb. 3: Rechts: Luft- und Knochenleitungsschwelle fallen im hochfrequenten Bereich ab. Die Ursache liegt in der Cochlea. Links: Schallleitungsstörung (SLS): Luft- und Knochenleitungsschwelle verlaufen unterschiedlich. Die Ursache liegt im äußeren Ohr oder Mittelohr.

Subjektive Hörtests

Bei den subjektiven Verfahren ist die Mitarbeit des Kindes erforderlich. Es existieren verschiedene Methoden, um die Hörschwelle eines Kindes zu bestimmen. Sie sind unter anderem vom Alter und vom individuellen Entwicklungsstand des Kindes abhängig.

Reflexaudiometrie

Die Reflexaudiometrie eignet sich als Verfahren insbesondere für Neugeborene. Hier werden physiologische Reflexmuster ausgenutzt, um eine mögliche Hörstörung zu diagnostizieren. Besonders wichtig in der klinischen Anwendung sind der *Moro-Reflex (Schreckreflex)* und der *Auropalpebral-Reflex (Lidschlussreflex)*. Diese Reflexe werden bei Lautstärken über 70 bis 90 dB ausgelöst. Der Moro-Reflex ist etwa bis zum dritten Lebensmonat auslösbar. Er ist gekennzeichnet durch ruckartige Streck- und Beugebewegungen der kindlichen Extremitäten, wenn sich das Neugeborene erschreckt. Der Auropalpebral-Reflex bedingt eine Bewegung der Augenlider. Er besteht aus den Komponenten Lidschluss und Zukneifen der Augen. Die Reflexaudiometrie wird im freien Schallfeld durchgeführt. Die Reaktionen müssen zur Sicherstellung einer ersten Hinweisdiagnose durch Wiederholung bestätigt werden. Da bei einer Innenohrschwerhörigkeit laute Töne nahezu normal gehört werden (Lautheitsausgleich) kann eine leichtgradige Innenohrhörschädigung mit der Reflexaudiometrie nicht nachgewiesen werden. Daher kommt die Reflexaudiometrie nur orientierend zur Anwendung und muss durch weitere objektive Testverfahren ergänzt werden.

Verhaltensaudiometrie

Die Verhaltensaudiometrie ist ein Verfahren, das vor allem bei jüngeren Kindern im Alter von ungefähr 4 Monaten bis zu zweieinhalb Jahren eingesetzt wird. Man unterscheidet hier die *Ablenkaudiometrie* und die *Freifeldaudiometrie mit Konditionierung*.
Bei der *Ablenkaudiometrie* werden dem Kind von hinten seitlich (links und rechts im Wechsel) natürliche Signalreize (z. B. Tiergeräusche, Musik) dargeboten. Verhaltensänderungen oder Reaktionen des Kindes (Augenbewegungen, Saugbewegungen, Innehalten der Atmung, Kopfbewegungen) werden beobachtet und im Ablenkaudiogramm dokumentiert. Bei der *Freifeldaudiometrie mit Konditionierung* wird der Schallreiz über Lautsprecher, die sich links und rechts neben dem Kind befinden, dargeboten. Bei einer Hörreaktion wird das Kind durch ein nachfolgendes Bild auf einem Monitor belohnt (Konditionierung). Die mehrfache Wiederholung dieses Vorgangs bedingt eine positive Erwartungshaltung auf den visuellen Reiz in Form des Bildes, was zu einer Reaktionsverbesserung führen soll. Die Freifeldaudiometrie ist ebenfalls ein geeignetes Verfahren bei der Anpassung von Hörsystemen. Bei beiden Arten der Verhaltensaudiometrie spielt die Erfahrung des Audiologen eine

wichtige Rolle, da die Reaktionen des Kindes genau beobachtet und ausgewertet werden müssen.

Spielaudiometrie
Bei größeren Kindern ab einem Alter von ca. 2,5 Jahren kann die tonaudiometrische Untersuchung durch Spielhandlungen ergänzt werden. Das Kind wird dabei zu spielerischen Reaktionen beim Hören eines Tons aufgefordert. Beispielsweise wird das Kind gebeten, eine Spielhandlung durchzuführen, z. B. einen Baustein zum anderen zu legen. Schüchterne oder ängstliche Kinder können während der Testung auch auf dem Schoß der Mutter sitzen. Eltern sollen allerdings immer darauf achten, keine unbewussten Reaktionen durch z. B. Kopfdrehung oder Bewegungen zu zeigen, die dem Kind Hinweise auf das Erklingen eines Tons geben können und das Testergebnis verfälschen.

Tonschwellenaudiometrie
Die Tonschwellenaudiometrie ist die wichtigste und am häufigsten durchgeführte audiologische Untersuchung zur Ermittlung der Hörschwelle für Töne unterschiedlicher Frequenzen und Lautstärken. Bei Kleinkindern wird die Messung in der Regel im *Freifeld* durchgeführt. Dem Kind werden nacheinander bestimmte Töne in einer genau festgelegten Lautstärke aus Lautsprechern vorgespielt, die rechts und links von ihm positioniert sind. Die Lautstärke für jeden Ton wird schrittweise erhöht, bis der Ton vom Kind gehört wird. Diese Kombination aus Frequenz und Intensität wird als „Hörschwelle" bezeichnet. Gerade bei der Testung kleiner Kinder spielt die Erfahrung des Untersuchers eine wichtige Rolle, da das Verhalten des Kindes genau beobachtet und interpretiert werden muss, um eine Hörreaktion auf einen Ton zu erkennen.

Soll hingegen das Hörvermögen beider Ohren getrennt voneinander untersucht werden, so wird das jeweils andere Ohr mit Kopfhörern vertäubt. Bei sehr kleinen Kindern wird allerdings meist von einer getrenntohrigen Messung abgesehen, da die Kopfhörer das Kind zusätzlich irritieren können. Bei der Messung mit Kopfhörern unterscheidet man zwischen Luft- und Knochenleitung. Zur Messung der Luftleitung werden dem Kind die Signaltöne über aufgesetzte Kopfhörer vermittelt. Die Messung wird dann für beide Ohren getrennt durchgeführt. Bei der Knochenleitung wird ein Knochenleitungshörer auf das Mastoid (Warzenfortsatz-Bereich hinter dem Ohr) des Kindes aufgesetzt, welcher den Schädelknochen in Schwingung versetzt, sodass es zu einer Schallübertragung in das Innenohr kommt. Der Vergleich von Luft- und Knochenleitung dient sodann der Feststellung einer Schallleitungsschwerhörigkeit. Die Tonschwellenaudiometrie erfordert eine aktive und verlässliche Mitarbeit des Kindes. Deshalb wird dieses subjektive Testverfahren je nach Entwicklungsstand des Kindes ab 4 Jahren eingesetzt.

Sprachaudiometrie

Ergänzend zur Tonschwellenaudiometrie wird in der Regel auch eine Sprachaudiometrie durchgeführt, um das Sprachverständnis von ein- oder mehrsilbigen Wörtern oder Sätzen in unterschiedlichen Lautstärken zu überprüfen. Hierzu werden dem Kind einzelne Wörter oder Sätze im Freifeld oder über Kopfhörer angeboten, die es wiederholen soll. Die Lautstärke der Wörter wird dem aktuellen Tonschwellenaudiogramm angepasst, wobei mit überschwelligen Lautstärken begonnen wird, um das Kind nicht schon zu Beginn zu überfordern.

Bei der sprachaudiometrischen Untersuchung muss immer der individuelle Stand der Sprachentwicklung berücksichtigt werden. Deshalb stehen bei einzelnen Testverfahren auch Bildtafeln als zusätzliche Hilfestellung zur Verfügung. Gerade bei sehr schüchternen oder sprachentwicklungsgestörten Kindern kann dies von großem Vorteil sein, da das gehörte Wort auf der Bildtafel lediglich gezeigt und nicht nachgesprochen werden muss. Es gibt verschiedene sprachaudiometrische Testverfahren, die sich in der pädaudiologischen Diagnostik bewährt haben und je nach Alter des Kindes verwendet werden können:

Tab. 2: Auswahl gängiger sprachaudiometrischer Testverfahren für Kinder

Test	Altersgruppe	Sprachmaterial
Mainzer Kindersprachtest I-III	4-6 Jahre	Einsilber, Zweisilber
Göttinger Kindersprachverständnistest I-II	3-6 Jahre	Einsilber
Oldenburger Kinderreimtest	ab 6 Jahren	Zweisilber
Oldenburger Kindersatztest (OLKISA)	ab 6 Jahren	Pseudosätze aus 3 Wörtern
Freiburger Sprachverständlichkeitstest	ab 8 Jahren	Ein-/Mehrsilber

Nicht ohne Grund zählt die Sprachaudiometrie zu den subjektiven Verfahren, denn sie macht deutlich, wie wichtig eine aktive Mitarbeit des Kindes bei der Überprüfung des auditiven Sprachverständnisses ist. Aber auch andere Faktoren wie Konzentration, Aufmerksamkeit und Interesse des Kindes bedingen das Ergebnis in wesentlichem Maße.

Die Ergebnisse der sprachaudiometrischen Untersuchung werden in einem eigenen Audiogramm abgetragen. Von oben nach unten wird die Lautstärke in dB verzeichnet. Von links nach rechts wird die Verständlichkeit in % dokumentiert.

Die Verbindung der Punkte ergibt einen Kurvenverlauf, der anzeigt, wie viele Wörter bei einer bestimmten Lautstärke korrekt verstanden wurden. Bei normalem Hörvermögen wird eine 100%ige Einsilberverständlichkeit bis 45 dB erreicht. Im Freifeld ist dies bei einer Lautstärke von 50 dB zu erwarten.

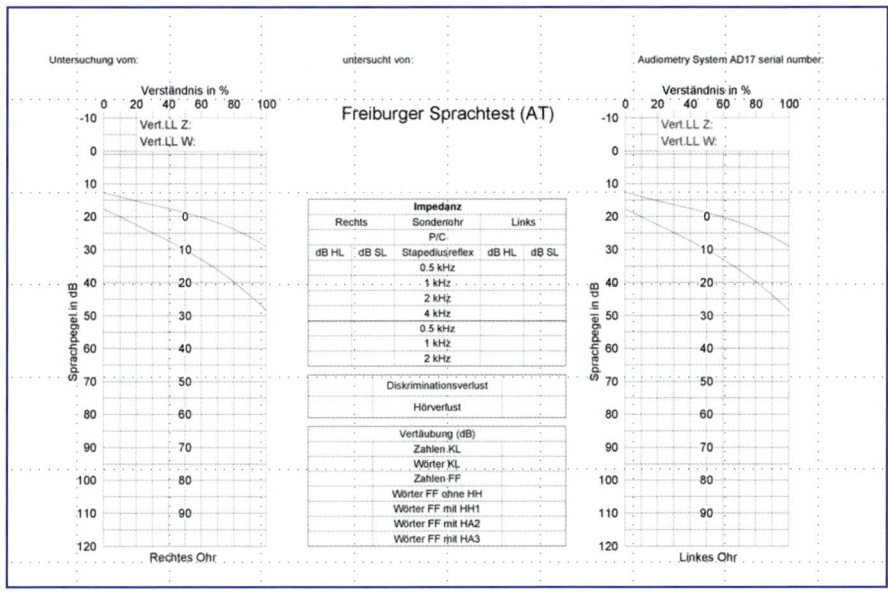

Abb. 4: Formular für das Sprachaudiogramm

Was ist eine Aufblähkurve?

Als Aufblähkurve wird die Hörschwellenkurve des mit einem Hörsystem versorgten Ohres bezeichnet. Wird also eine Audiometrie unter Verwendung des Hörgeräts oder Cochlea-Implantats durchgeführt, so gibt die Aufblähkurve eine Auskunft über den messbaren Nutzen, den das Kind von den Hörsystemen hat.

Die Aufblähkurve mancher Kinder, die vor der Cochlea-Implantation mit Hörgeräten versorgt waren, zeigt im Audiogramm häufig zuerst schlechtere Werte. Diese Beobachtung ist darauf zurückzuführen, dass sich das Kind erst an die neuen Höreindrücke mit dem Implantat gewöhnen muss. Durch die elektrische Stimulation bei einem Cochlea-Implantat sind die Höreindrücke nicht mit denen eines Hörgeräts vergleichbar und erfordern eine schrittweise Gewöhnung des Gehirns an die neue akustische Wahrnehmung.

Objektive Hörtests

Die objektive Audiometrie ist eine Form der Hörprüfung, die keine gezielte Rückmeldung des Kindes erfordert. Aus diesem Grund werden objektive Hörtests häufig bei Babys und Kleinkindern durchgeführt, die noch nicht aktiv mitarbeiten können.

Impedanzmessung

Mithilfe der Impedanzmessung kann die Schallübertragung im Mittelohr untersucht und eine Funktionsstörung festgestellt werden. Die Impedanzmessung besteht aus der *Stapediusreflexmessung* und der *Tympanometrie*. Sie gibt Aufschluss über die elastischen und mechanischen Eigenschaften des Mittelohres, nicht aber über die Funktion des Gehörs.

Die *Stapediusreflexmessung* überprüft das unwillkürliche Zusammenziehen des Stapediusmuskels. Dies ist ein winziger Muskel im Mittelohr, der am Steigbügel ansetzt und bei einem sehr lauten Geräusch die Gehörknöchelchen und das Trommelfell versteift. Dies bewirkt eine erhöhte Schallreflexion vom Trommelfell, die das Innenohr so vor überlauten Geräuschen schützt. Ein nicht vorhandener Stapediusreflex deutet auf eine Schallleitungs- oder Schallempfindungsstörung bei einem Hörverlust von mehr als 80 dB hin.

Die *Tympanometrie* liefert objektive Informationen über das Schwingungsverhalten des Trommelfells. Bei dieser Messung wird dem Kind eine weiche Sonde in den Gehörgang eingeführt und im äußeren Gehörgang eine Druckschwankung erzeugt. Diese Druckveränderungen werden vom Trommelfell reflektiert und dann mittels der Sonde gemessen. Das nur kurz andauernde, schmerzfreie Verfahren liefert eine typische Kurve – das Typanogramm – und gilt als normal, wenn die Kurve glockenförmig verläuft und ihre Spitze im Bereich des Nullpunkts hat.

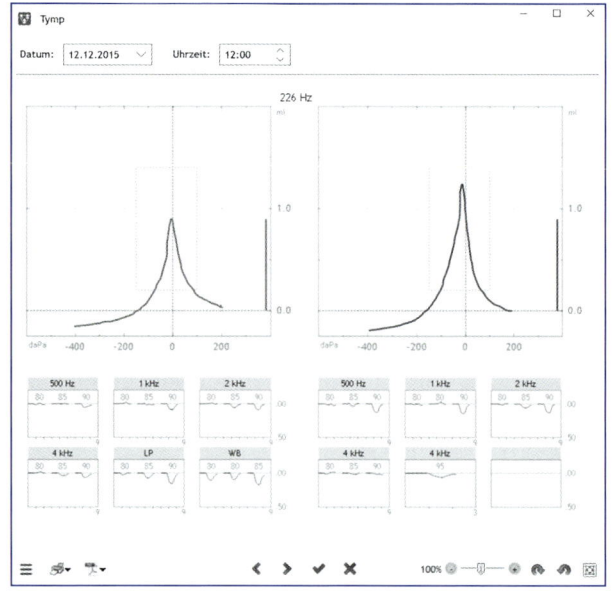

Abb. 5: Tympanogramm bei normaler Schwingungsfähigkeit des Trommelfells (Compliance) (Quelle: Innoforce)

Evozierte otoakustische Emissionen (OAE)

Die Ableitung otoakustischer Emissionen dient dazu, das Innenohr zu überprüfen und eine Schallempfindungsstörung zu erkennen: Treffen Töne auf das Ohr, ziehen sich die Haarsinneszellen im Innenohr zusammen und senden Schallsignale aus – die otoakustischen Emissionen. Diese Schallsignale des Ohres sind grundlegend für ein normal funktionierendes Innenohr. OAE sind bei fast allen normalhörenden Menschen vorhanden und bereits kurz nach der Geburt des Kindes nachweisbar. Bei der Messung können diese Schallaussendungen der äußeren Haarzellen nach Abgabe eines Geräuschs über ein sehr empfindliches Mikrofon registriert werden und erlauben somit Rückschlüsse auf das Hörvermögen; eine Aussage über den Schweregrad ist allerdings nicht möglich.

Es wird zwischen transitorisch evozierten otoakustischen Emissionen (TEOAE) und sogenannten Distorsionsprodukten evozierter otoakustischer Emissionen (DPEOAE) unterschieden. TEOAEs werden mit einem Klicklaut im Ohr ausgelöst. Schon bei Hörverlusten von mehr als 30 dB sind TEOAE nicht mehr auslösbar. Es werden Frequenzen zwischen 1-5 kHz gemessen. Diese Messung gibt Aufschluss über cochleäre Schädigungen. Klinisch relevant sind die TEOAE im Verlauf eines Neugeborenen-Screenings. Können während der Messung keine TEOAE nachgewiesen werden, so sind weitere pädaudiologische Untersuchungen notwendig. Die DPEOAE hingegen werden mit zwei Signaltönen ausgelöst und erlauben eine frequenzspezifische Messung für jeden Abschnitt der Cochlea. Die Messung evozierter otoakustischer Emissionen ist objektiv, d. h. nicht auf die Mitarbeit des Kindes angewiesen, und daher insbesondere bei der Diagnostik frühkindlicher Hörstörungen geeignet.

> Ein Sonderfall ist die auditorische Neuropathie (AN): Bei Patienten mit einer AN gelangt der Schall zunächst über das Außen- und Mittelohr bis an die äußeren Haarsinneszellen des Innenohres. Danach ist jedoch die weitere Verarbeitung und Weiterleitung durch die inneren Haarsinneszellen und/oder den Hörnerven zum Gehirn gestört, d. h., es können hier normale otoakustische Emissionen gemessen werden, obgleich das Hörvermögen beeinträchtigt ist. Die AN fällt dann durch nicht nachweisbare oder auffällige frühe AEPs auf. Ferner sollten Eltern immer dazu ermutigt werden, bei eigenem Verdacht auf eine Hörstörung des Kindes trotz normaler OAEs den Arzt zu konsultieren.

Neugeborenen-Hörscreening

2-3 von 1000 Kindern werden mit einer behandlungsbedürftigen Hörstörung geboren. Aufgrund dieser hohen Anzahl hat sich in Deutschland das Neugeborenen-Hörscreening etabliert. Dieses Screening wird mit objektiven audiometrischen Testverfahren durchgeführt: Es erfolgt die Messung der otoakustischen Emissionen

(OAE) oder der auditorisch evozierten Hirnstammpotentiale (Brainstem Electric Response Audiometry, BERA).

Es gibt zwei Arten von Screenings: Das *Risiko-Screening* wird gezielt bei Neugeborenen durchgeführt, die ein erhöhtes Risiko für eine frühkindliche Hörstörung aufweisen, z. B. aufgrund familiär bekannter Hörstörungen, Fehlbildungen im Kopf-Gesicht-Bereich oder anderen Komplikationen, die in Verbindung mit einer möglichen Hörschädigung gebracht werden können. Mit dem Risiko-Screening werden ca. 50 % aller Schwerhörigkeiten im Neugeborenenalter entdeckt.

Das *universelle Neugeborenen-Hörscreening* wird bei allen Neugeborenen im Rahmen der U2-Untersuchung durchgeführt. Ein geeigneter Zeitpunkt ist zwei bis drei Tage nach der Geburt, da die Säuglinge hier gut zugänglich sind. Mit dem universellen Screening können bis zu 80 % aller Hörstörungen erkannt werden.

> Das universelle Neugeborenen-Hörscreening (UNHS) ist seit dem 1. Januar 2009 in Deutschland durch Beschluss des gemeinsamen Bundesausschusses der Ärzte und Kostenträger (GBA) festgeschrieben. Jedes Neugeborene deutschlandweit hat einen Anspruch auf ein Hörscreening, das von den Krankenkassen bezahlt wird.

Elektrische Reaktionsaudiometrie (ERA)

Mit der elektrischen Reaktionsaudiometrie lassen sich Veränderungen im Bereich der neuronalen Weiterleitung eines Schallreizes untersuchen, die bei der Verarbeitung von Hörreizen im Gehirn stattfinden. Das akustisch evozierte Potential (AEP) ist in diesem Kontext eine Veränderung im EEG, die durch einen äußeren Reiz verursacht wird. Über 3 bis 4 Elektroden am Kopf des Kindes wird die elektrische Reaktion bestimmter Hirnregionen auf die Wahrnehmung kurzer, lauter Klickgeräusche gemessen. Das andere Ohr wird von einem schalldichten Kopfhörer verschlossen. Die elektrischen Signale werden erfasst und von einem Computer ausgewertet. Mit der ERA können sowohl Hirnstamm- (BERA) als auch Hirnrindenpotentiale (Cortical Evoked Response Audiometry, CERA) gemessen werden.

Die Messung der Hirnstammpotentiale ist sehr aussagekräftig im mittleren Frequenzbereich (1-4 kHz). Bei einer mittelgradigen Innenohrschwerhörigkeit ist die Bestimmung der Hörschwelle sehr genau und führt hier zu den besten Ergebnissen. Diese ca. 60 Minuten dauernde objektive Untersuchungsmethode wird bei kleinen Kindern meist in Sedierung durchgeführt, da die Messung bereits durch kleine Bewegungen gestört wird. Hierüber lassen sich vor allem die Funktionalität des Hörnervs und der Hörbahn überprüfen sowie Unterschiede zwischen dem linken und rechten Ohr feststellen. Zudem können Ort und Ausmaß einer Schädigung bestimmt werden. Die CERA ist eine ergänzende Messung zur BERA. Sie wird zur Bestimmung der Hörschwelle eingesetzt, wenn andere Messmethoden keine adäquaten Ergebnisse liefern. Diese Potentiale geben Aufschluss über die Hörschwelle des Kindes.

Ärztliche Therapie

Bei einem Hörverlust von mehr als 30 Dezibel (dB) kann der Arzt eine apparative Therapie verordnen. Das heißt, das Kind erhält nach der Diagnosestellung ab dem Alter von drei Monaten Hörgeräte. In Abhängigkeit von der jeweiligen Diagnose kann gegebenenfalls auch eine medikamentöse oder operative Therapie eingeleitet werden. Bei Vorliegen einer hochgradigen Schallleitungs- oder Schallempfindungsschwerhörigkeit, die nicht mehr durch ein modernes Hörgerät ausgeglichen werden kann, besteht die Möglichkeit, ein Mittelohr- oder Knochenleitungsimplantatsystem zu verordnen. Beträgt der Hörverlust 80 dB und mehr, wird oft zur Cochlea-Implantation geraten, um die Hör-Sprachentwicklung des Kindes nicht zu gefährden. In Abhängigkeit von anderen Faktoren kann die Indikation für ein Cochlea-Implantat auch bei niedrigeren Schwellen in Betracht gezogen werden.

Versorgung mit konventionellen Hörgeräten

In Deutschland ist festgelegt, dass alle Kinder, bei denen eine relevante Hörstörung diagnostiziert wird, zunächst mit einem konventionellen Hörgerät versorgt werden. Dieser vorausgehende Hörgerätetrageversuch erfolgt auch dann, wenn die Schwerhörigkeit so hochgradig ist, dass möglicherweise ein Cochlea-Implantat sinnvoller erscheint. Dies liegt zum einen daran, dass die Diagnose einer Hörschädigung erst mehrfach gesichert werden muss und sich zudem die Hörfähigkeit über die Zeit verändern kann. Die zeitweilige Hörgeräteversorgung kann die Nervenzellen zum Wachstum anregen und eine Reifung der zentralen Hörbahn begünstigen. So können anfangs Schwerhörigkeiten vorliegen, die sich über die Zeit der Hörgeräteversorgung möglicherweise verbessern.

Indikationsstellung
Hörgeräte werden je nach Grad der Schwerhörigkeit verordnet, um den Hörverlust zu kompensieren und eine ausreichende Verbesserung des Sprachverstehens zu erreichen. Ob und wann eine Hörgeräteversorgung angezeigt ist, steht in den sogenannten Heil- und Hilfsmittelrichtlinien. Hier sind Kriterien festgelegt, unter welchen Voraussetzungen der Hals-Nasen-Ohren-Arzt ein Hörgerät verschreiben darf. Die aktuelle Fassung der Richtlinie (Stand Februar 2017) gibt an, dass ein Hörgerät indiziert ist, wenn entweder auf beiden Seiten ein Hörverlust von mindestens 30 dB im Frequenzbereich zwischen 500 und 4000 Hertz (Hz) vorliegt bzw. die Sprachverständlichkeit bei einer Lautstärke von 65 dB nicht mehr als 80 % beträgt, oder wenn auf einem Ohr eine Schwerhörigkeit von 30 dB oder mehr in mindestens einer der beiden angeführten Frequenzen vorliegt.

Aufbau und Funktion eines Hörgeräts

Vereinfacht dargestellt verstärkt ein Hörgerät den Schall durch die Luftleitung. Die meisten Hörgeräte sind heutzutage digital. Ein Hörgerät besteht aus drei wesentlichen Teilen: dem Mikrofon (Signalaufnahme), dem Verstärker (Signalverarbeitung) und dem Hörer (Signalausgabe).
Das eingebaute Mikrofon fängt das Schallsignal auf und wandelt es mit einem Mikrocomputer in ein elektrisches Signal um. Dieses Signal wird verstärkt bzw. lauter gemacht und wieder in das ursprüngliche Schallsignal umgewandelt, das anschließend dem versorgten Ohr zugeführt wird. Diese Funktionsweise ist bei allen Hörgeräten gleich. Ein Hörgerät kann individuell auf den jeweiligen Hörverlust angepasst werden. Immer öfter stellen sich digitale Geräte automatisch auf wechselnde Hörsituationen und Umgebungsbedingungen ein. So muss auch bei einer lauten oder leisen Umgebung keine manuelle Veränderung der Einstellung vorgenommen werden.

Arten von Hörgeräten

Es gibt verschiedene Arten von Hörgeräten. Die meisten funktionieren mittels Luftleitung, bei welcher der Schall über den Gehörgang und das Mittelohr ins Innenohr gelangt.

- **Hinter-dem-Ohr-Modelle (HdO)**

Bei Hinter-dem-Ohr-Hörgeräten (HdO) befindet sich die Elektronik im Gehäuse, das hinter dem Ohr getragen wird. Ein dünner Plastikschlauch verbindet das Hörgerät mit eingebautem Hörer mit einem Ohrpassstück (Otoplastik) in Form einer geschlossenen Versorgung. Ein HdO-Gerät eignet sich für jedes Alter und kann nahezu alle Hörminderungen versorgen.

RIC-Modelle (Ex-Hörer-Modelle)
Während bei den üblichen HdO-Hörgeräten der Hörer im Hörsystemgehäuse eingebaut ist, befindet sich bei RIC (Receiver-in-canal)-Hörsystemen der Lautsprecher am Ende eines dünnen Schlauches, der direkt vor dem Trommelfell sitzt. Dabei werden der Schallschlauch und das Ohrstück im äußeren Gehörgang von einem Schirmchen fixiert. Feine Kabel, die durch den Schlauch führen, verbinden das Gehäuse mit dem Hörer. Diese digitalen Hörgeräte gehören zur Gruppe der HdO-Geräte und ermöglichen eine offene Versorgung.

- **In-dem-Ohr-Modelle (IdO)**

IdO-Hörgeräte sind maßgefertigt und füllen die Ohrmuschel vollständig aus. Um sie genau ins Ohr des Trägers einzupassen, wird ein Ohrabdruck angefertigt. IdO-Geräte können für alle Grade von Schwerhörigkeit verwendet werden.

Im Gehörgang (ITC)
Dieser Typ der Im-Ohr-Hörgeräte ist etwas kleiner und diskreter als ein IdO-Gerät und eignet sich für leichten bis mittleren Hörverlust. Die Geräte nennen sich In-The-Canal-Geräte (ITC), da sie mehr im Gehörgang liegen. Wegen ihrer kleineren Größe sind sie in der Regel weniger leistungsstark. Daher werden sie nur bei einer leichten bis mittleren Hörminderung empfohlen.

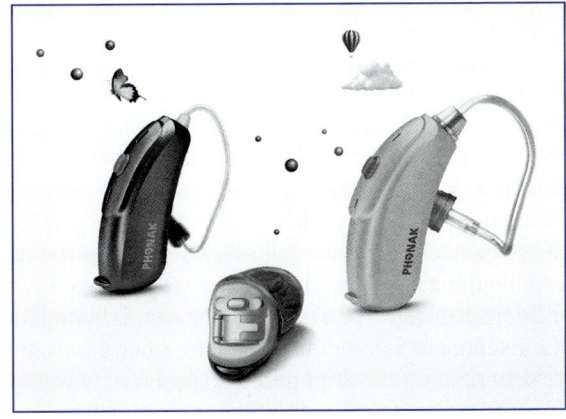

Abb. 6: Bauformen von Hörgeräten: Links: HdO-Gerät; Mitte: IdO-Gerät; Rechts: RIC-Modell (Quelle: Phonak o. J.)

Komplett im Gehörgang (CIC)
Complete-in-Canal-Hörgeräte (CIC) sind die kleinsten Modelle, die von außen am wenigsten sichtbar sind. Sie eignen sich nur für Menschen mit ausreichend großem Gehörgang und nur bei einem Hörverlust mit geringer bis mittlerer Ausprägung. Personen mit einem sehr engen Gehörgang können diese Modelle mitunter nicht verwenden.

Die unterschiedlichen Bauformen lassen zum einen eine qualitative und zum anderen eine quantitative Verstärkung zu. Außerdem ermöglichen sie es, auf unterschiedliche Wünsche des Tragekomforts und kosmetische Aspekte einzugehen. Im Rahmen der Versorgung von Kindern und Jugendlichen haben sich jedoch überwiegend HdO-Geräte durchgesetzt.

Offene und geschlossene Versorgung
Manche Hörgeräte verschließen den Gehörgang komplett und manche lassen ihn offen. Wenn der Gehörgang z. B. durch ein RIC-Modell *offen* versorgt ist, können Schallwellen weiterhin auf natürliche Weise zum Trommelfell gelangen, was positiv für einen natürlichen Höreindruck ist. Bei der *geschlossenen* Versorgung sitzt das Ohrpassstück oder das IdO-Gerät im Gehörgang und schließt diesen (nahezu) komplett ab. Durch den Verschluss und den fehlenden Luftaustausch kann sich Feuchtigkeit im Ohr bilden und es können Entzündungen im Gehörgang entstehen. In der Regel gilt, je stärker die Hörminderung, desto geschlossener muss die Versorgung sein.

Knochenleitungshörgeräte

Knochenleitungshörgeräte sind für Kinder geeignet, die aufgrund von Hautproblemen oder Verformungen des Gehörgangs keine konventionellen Hörgeräte tragen können. Sie sind auch eine Alternative bei Schallleitungsschwerhörigkeiten, bei denen der Schall nicht durch das Außen- und Mittelohr gelangen kann. Der Unterschied zu konventionellen Hörgeräten liegt darin, dass Knochenleitungshörgeräte das Außen- und Mittelohr umgehen und Schallschwingungen direkt über den Schädelknochen ins Innenohr leiten. Man trägt entweder ein *Stirnband* aus einem weichen, elastischen Material, einen *Knochenleitungsbügel* oder ein *Knochenleitungspflaster*, mit dem ein winziger Schwingkörper am Kopf fixiert wird. Das Kind spürt die Schwingungen nicht, aber damit das Gerät gut funktioniert, muss es sehr fest an den Kopf gedrückt werden, was je nach Trageoption bei längerem Tragen unangenehm werden kann. In der Regel werden vor der Versorgung mit Knochenleitungshörgeräten konventionelle Hörgeräte getestet.

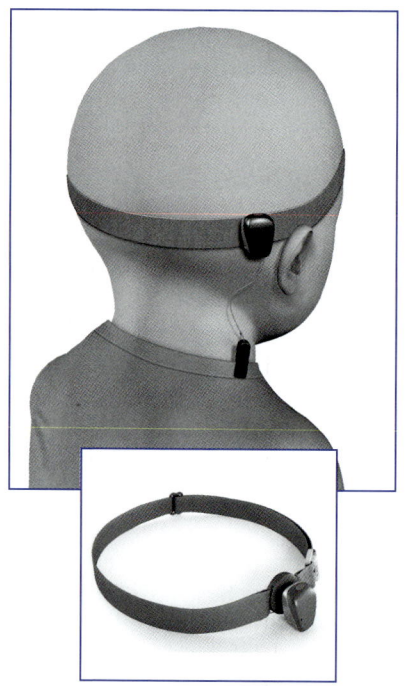

Abb. 7: Baha® Softband
(© Cochlear Limited)

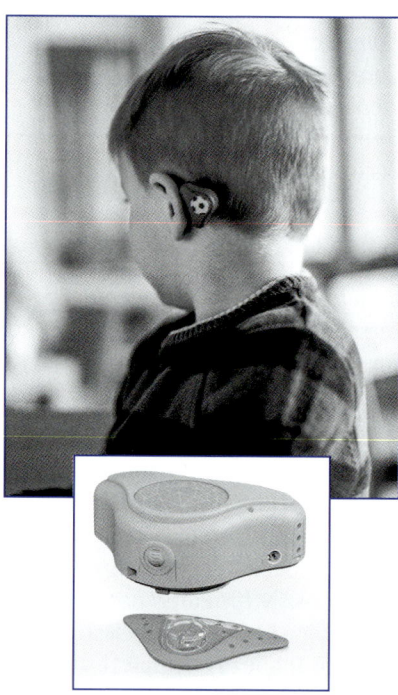

Abb. 8: Knochenleitungspflaster
(© MED-EL)

Hörgeräteanpassung

Die Erstanpassung und die regelmäßige Überprüfung der Hörgeräte bei Kindern erfordern ein sorgfältiges und behutsames Vorgehen. Nicht nur die Kinder müssen sich an das Tragen der Hörgeräte und die neuen Höreindrücke gewöhnen, auch die Eltern brauchen Zeit, sich in der neuen Situation zurechtzufinden. Manche Kinder reagieren erst einmal verängstigt oder ablehnend auf die Hörgeräte, da die neuen Höreindrücke ungewohnt sind oder als irritierend wahrgenommen werden. Auch kann das Tragen des Hörgeräts oder der Ohrpassstücke als störend oder unangenehm empfunden werden. Zudem muss die Anpassung der Hörgeräte auf die individuellen Bedingungen abgestimmt werden: Eine zu laute Einstellung kann unangenehm sein, eine zu leise Einstellung erfordert eine erhöhte Anstrengung und begünstigt eine „Lauschhaltung". Bei größeren Kindern treten zudem kosmetische Aspekte in den Vordergrund und begünstigen eine ablehnende Haltung gegenüber den Hörhilfen. Bei Kindern mit zusätzlichen Beeinträchtigungen muss auch der geistige Entwicklungsstand berücksichtigt werden und die Anpassung anhand einer guten Beobachtungsgabe erfolgen. Eine Hörgeräteanpassung ist sehr zeitintensiv, erfordert eine individuelle Ausrichtung auf das jeweilige Kind und dessen Eltern und viel Erfahrung des Anpassers.

Versorgung mit implantierbaren Hörsystemen

Wenn konventionelle Hörgeräte keine ausreichende Verstärkung mehr bieten oder aus medizinischen Gründen nicht getragen werden können, muss unter Umständen auf implantierbare Hörgeräte zurückgegriffen werden. Diese umgehen den äußeren Gehörgang und leiten Schallschwingungen direkt an das Mittel- oder Innenohr. Die implantierbaren Hörsysteme werden untergliedert in *Mittelohrimplantate*, *Mittelohrimplantatsysteme* und *Knochenleitungsimplantatsysteme*. Da Cochlea-Implantate (CI) im Gegensatz zu Mittelohr- und Knochenleitungsimplantatsystemen den Höreindruck nicht akustisch, sondern elektrisch verstärken, werden sie in einem eigenen Kapitel aufgeführt.

Mittelohrimplantate und -systeme

Prinzipiell unterscheidet man zwischen passiven und aktiven Mittelohrimplantaten. *Passive Implantate* sind z. B. künstliche Gehörknöchelchen wie TORPs (Total Ossicular Replacement Prosthesis) oder PORPs (Partial Ossicular Replacement Prosthesis), die zur Rekonstruktion (Wiederherstellung) fehlender bzw. zerstörter Gehörknöchelchen eingesetzt werden.
Aktive Implantate hingegen bilden Systeme, die Schallsignale aus der Umgebung in mechanische Schwingungen umwandeln und die Mittelohrstrukturen direkt stimulieren. Sie umgehen das Außenohr und werden operativ in das Mittelohr eingesetzt. Im Vergleich zu herkömmlichen Hörgeräten benötigt man keinen Laut-

sprecher und kann durch die geringere Entfernung zum Innenohr eine größere Verstärkung bieten. Die aktiven Mittelohrimplantate werden in teil- und vollimplantierbare Systeme eingeteilt und von unterschiedlichen Herstellern angeboten.

Aktive Mittelohrimplantatsysteme eignen sich zur Behandlung von leichten bis hochgradigen Schallleitungs- oder Schallempfindungsschwerhörigkeiten und kombiniertem Hörverlust. Der Hörnerv muss hierzu voll funktionstüchtig sein. Sie sind üblicherweise für Kinder ab einem Alter von fünf Jahren zugelassen und bieten sich vor allem dann an:
- wenn aus medizinischen Gründen kein Hörgerät getragen werden kann. Dazu zählen Fehlbildungen des Außenohrs, chronische Entzündungen oder Hautirritationen sowie Probleme mit dem Ohrpassstück im Gehörgang.
- wenn das Hörgerät den Hörverlust des Kindes nicht mehr ausreichend kompensiert.

Während ein Hörgerät den Schall einfach verstärkt, wandelt ein aktives Mittelohrimplantat die Schallsignale aus der Umgebung in mechanische Schwingungen um, die zur Verstärkung der Bewegungen der Mittelohrstrukturen eingebracht werden. Das aktive Mittelohrimplantatsystem besteht im Wesentlichen aus zwei Teilen: einem Audioprozessor, der außen am Kopf (teilimplantierbare Systeme) oder am Schädel unter der Haut (vollimplantierbare Systeme) liegt, und einem Implantat, das operativ im Mittelohr fixiert wird und durch eine direkte Anregung der Gehörknöchelchen zu einer Schallverstärkung führt. Die Mikrofone des Audioprozessors nehmen Schallwellen auf und wandeln sie in elektrische Signale um. Diese Signale werden zum Implantat übertragen. Die Schallübertragung erfolgt entweder über einen elektromagnetischen oder über einen piezoelektrischen Wandler. Der Wandler kann an verschiedenen beweglichen Strukturen (z. B. am Amboss, am runden Fenster oder ovalen Fenster) des Mittelohres befestigt werden, um diese Strukturen und das Hörsystem zu stimulieren. Die vielfältigen Ankopplungsmöglichkeiten an unterschiedliche Strukturen des Mittelohres bieten zudem zahlreiche Therapiemöglichkeiten, Fehlbildungen im Mittelohr erfolgreich zu kompensieren. So kann die akustische Verstärkung direkt an das Innenohr und

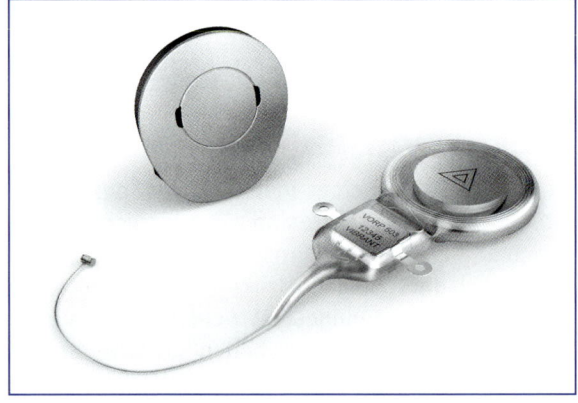

Abb. 9: Das aktive Mittelohrimplantatsystem Vibrant Soundbridge® (© MED-EL)

von dort ans Gehirn weitergeleitet werden, wo sie als akustische Signale wahrgenommen werden.

Bei der Nutzung eines Mittelohrimplantatsystems bleibt der Gehörgang vollkommen offen, da kein Ohrpassstück benötigt wird. Das ist ein großer Vorteil für Kinder, die an chronischen Entzündungen des äußeren Gehörgangs leiden und zu Infektionen und Hautreizungen neigen.

Knochenleitungsimplantatsysteme
Man unterscheidet zwei Arten von Knochenleitungssystemen: passive Systeme, die Vibrationen an die Haut abgeben, und aktive Systeme, die den Knochen direkt über ein Implantat im Schädelknochen stimulieren. Während passive Systeme den Schall in der Regel transkutan (unter der Haut) übertragen, kann bei aktiven Systemen eine zusätzliche Unterscheidung zwischen trans- und perkutaner (durch die Haut) Schallübertragung vorgenommen werden.

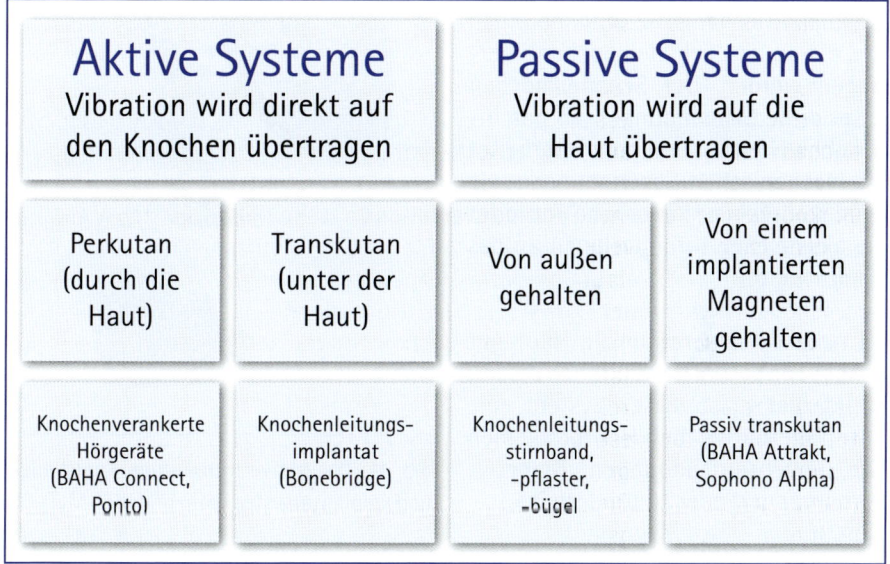

Abb. 10: Vergleich zwischen aktiven und passiven Knochenleitungssystemen

■ Aktive Knochenleitungsimplantatsysteme
Aktive Knochenleitungsimplantate können bei leichter bis mittlerer Schallleitungsschwerhörigkeit oder kombinierten Hörverlusten oder einseitiger Taubheit eingesetzt werden und sind für Kinder üblicherweise ab einem Alter von fünf Jahren zugelassen. Innenohr und Hörnerv müssen zur Nutzung eines Knochenleitungsimplantats intakt sein. Die Implantation bietet sich vor allem dann an, wenn

- aus medizinischen Gründen kein Hörgerät getragen werden kann, weil z. B. chronische Ohrentzündungen auftreten oder kein Gehörgang angelegt ist.
- der Hörgerätetrageversuch keinen Erfolg zeigte.

Aktive transkutane Knochenleitungsimplantate

Ein aktives Knochenleitungsimplantat umgeht das Außen- und Mittelohr und überträgt den Schall mittels Knochenleitung direkt auf die Hörschnecke im Innenohr. Das aktive Knochenleitungsimplantatsystem besteht im Wesentlichen aus zwei Teilen: einem Audioprozessor, der außen hinter dem Ohr getragen wird, und einem Implantat, das operativ unter die Haut im Knochen positioniert wird. Die Mikrofone des Audioprozessors nehmen den Schall auf, der Audioprozessor wandelt ihn mithilfe einer digitalen Signalverarbeitungselektronik in elektrische Signale um. Diese Signale werden durch die Haut an das Implantat gesendet. Das Implantat wandelt die empfangenen Signale in mechanische Schwingungen um, die an den Schädelknochen übertragen werden. Der Schädelknochen leitet diese Schwingungen an das Innenohr weiter. Das Innenohr verarbeitet die mechanischen Schwingungen wie beim natürlichen Hörvorgang und leitet die akustischen Informationen an das Gehirn weiter.

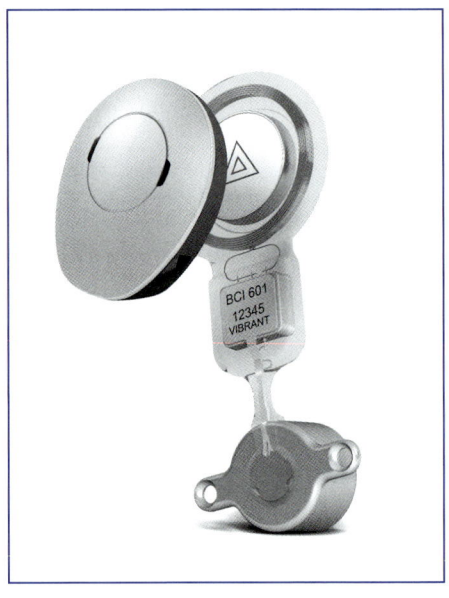

Da nach der Operation die Haut gut abheilt und bei der transkutanen Lösung intakt bleibt, ist dieses System eine gute Alternative bei Hautproblemen wie Gewebsentzündungen, Diabetes, Vernarbungen oder Neurodermitis.

Abb. 11: Das aktive transkutane Knochenleitungsimplantatsystem Bonebridge (© MED-EL)

Aktive perkutane Knochenleitungsimplantate

Aktive perkutane Knochenleitungsimplantate übertragen die Vibrationen direkt auf den Knochen. Das knochenverankerte Hörgerät BAHA (Bone Anchored Hearing Aid) eignet sich als Rehabilitationsmethode bei einem Schallleitungs- oder kombinierten Hörverlust. Beim BAHA wird in einer Operation ein kleines Titanimplantat in den Schädelknochen hinter dem Ohr eingesetzt. Eine winzige Titanschraube wird durch die Haut ins Implantat geschraubt. Der Sprachprozessor kann dann über eine Schnappkupplung an dieser Schraube befestigt werden (Cochlear: BAHA Connect, Oticon Medical: Ponto). Eine Implantation wird in der Regel erst bei größeren

Kindern durchgeführt, deren Schädel die erforderliche Knochendicke aufweist. Der Prozessor fängt Schallwellen auf und wandelt sie in Vibrationen um, die durch die implantierte Schraube über die Haut an den Schädelknochen und weiter ans Innenohr geleitet werden. Der Hörvorgang umgeht damit die Schallleitungskomponente des Mittelohres und setzt den Höreindruck über die Knochenleitung fort. Die Haut rund um die Schraube muss täglich gründlich gereinigt werden, um Entzündungen zu vermeiden.

■ Passive Knochenleitungsimplantatsysteme

Im Gegensatz zu den aktiven Systemen, die zwischen trans- und perkutaner Schallübertragung unterscheiden, wird bei passiven Systemen eine transkutane Schallübertragung vorgenommen. Passive transkutane Knochenleitungssysteme übertragen die Vibrationen direkt auf den Knochen, indem sie von außen Druck auf die Haut ausüben. Der Soundprozessor nimmt den Schall auf und wandelt ihn in Vibrationen um, die an die Haut abgegeben werden. Dazu wird der Soundprozessor an einem Magneten befestigt, der von einem inneren, am Implantat befestigten Gegenstück angezogen wird (Cochlear: BAHA Attract, Medtronic: Sophono Alpha). Im Fall der transkutanen Schallübertragung bleibt die Haut nach Abheilen der Operationswunde intakt.

Es wird deutlich, dass passive Knochenleitungssysteme im Grunde ähnlich funktionieren wie Knochenleitungshörgeräte, da beide Systeme die Vibrationen auf die Haut übertragen. Der Unterschied besteht lediglich darin, dass passive Knochenleitungssysteme durch einen implantierten Magneten gehalten werden und nicht durch ein Stirnband, Knochenleitungspflaster oder -bügel.

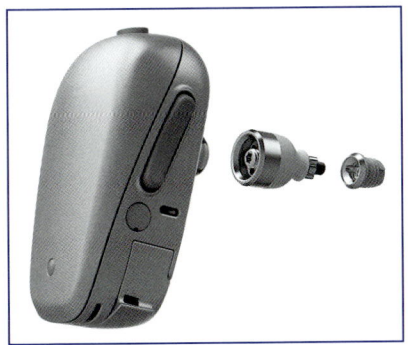

Abb. 12: Das aktive perkutane BAHA Connect (© Cochlear Limited)

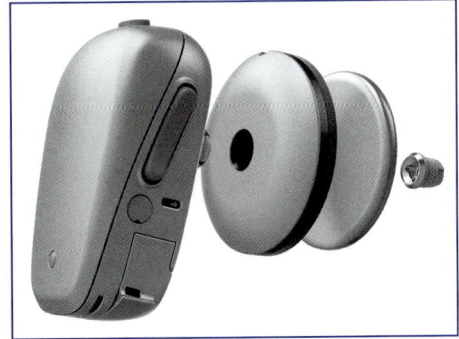

Abb. 13: Das passive transkutane BAHA Attract (© Cochlear Limited)

Anpassung und Nachsorge

Die professionelle Einstellung des Audioprozessors wird Anpassung oder Fitting genannt. Bei Knochenleitungsimplantaten erfolgt die erste Anpassung nach 2 bis 4 Wochen, beim Mittelohrimplantat nach 6 bis 8 Wochen, wenn die Operationswunde abgeheilt und das Implantat fest in den Knochen eingewachsen ist. Bei der Anpassung in der Klinik wird der Audioprozessor von einem Techniker an den Hörverlust und die individuellen Bedürfnisse des Kindes angeglichen. Die Anpasssitzung umfasst die Evaluierung der benötigten Lautstärke in den unterschiedlichen Frequenzen sowie die Optimierung der Klänge. Bei der Anpassung wird der Audioprozessor mit einer speziellen Software verbunden. Dadurch kann der Audiologe Töne in allen Frequenzen in den Audioprozessor einspielen und dem Kind so einen Eindruck von diesen Tönen geben. Bei jeder Frequenz wird gemessen, ab welcher Lautstärke das Kind den Ton über das Implantat wahrnimmt. Die Ergebnisse werden im Audioprozessor und in der Software gespeichert. Danach stellt der Audiologe aufgrund der Aussagen des Kindes den Audioprozessor so passend wie möglich ein. Je genauer das Kind beschreiben kann, wie die Töne klingen, desto besser kann die Einstellung abgestimmt werden. Im Gegensatz zur Anpassung nach einer Cochlea-Implantat-Versorgung beschränkt sich die Anpassung der oben genannten Systeme auf einige wenige Termine. Bei diesen Hörsystemen ist ein Hörtraining zur Gewöhnung an die neuen Höreindrücke mit dem Implantat meist nicht notwendig und wird nur bei besonderem Bedarf angeboten. Eine logopädische Therapie ist im Normalfall ebenfalls nicht vorgesehen. Wenn die sprachliche Entwicklung des Kindes vor der Implantation jedoch beeinträchtigt war, sollte die Notwendigkeit einer Sprachtherapie allerdings geprüft werden.

Versorgung mit Cochlea-Implantaten

In manchen Fällen stellt sich die Versorgung mit konventionellen Hörgeräten als unzureichend für das Kind heraus, die Hörstörung zu kompensieren und Sprache zu erwerben. In diesen Fällen kann ein Cochlea-Implantat infrage kommen, das bei hochgradigen Hörverlusten, Taubheit oder Gehörlosigkeit eingesetzt wird, die im Innenohr lokalisiert sind.

- **Indikationsstellung**

Bei der Versorgung mit Cochlea-Implantaten werden neben audiologischen Befunden zu Hör- und Sprachtestergebnissen auch weitere Faktoren in die Entscheidungsfindung einbezogen, von denen der Hörerfolg abhängt. Zum einen muss berücksichtigt werden, dass es sich um einen operativen Eingriff handelt, der die bekannten Risiken einer Operation birgt. Zum anderen spielen die unterschiedliche Art der Schallumwandlung und der damit verbundene neue Höreindruck eine wichtige Rolle und bedingen eine umfassende Rehabilitation und enge Zusammenarbeit mit den Eltern.

Die Indikationsstellung bei Kindern erfolgt in der Regel nicht ohne eine vorangehende Beobachtungsphase durch Eltern, Ärzte und Pädagogen bei optimierter Hörgeräteversorgung und einer gleichzeitig stattfindenden (hörgerichteten) Frühförderung. Eine Ausnahme bilden Ertaubungen infolge einer Hirnhautentzündung, bei denen die Gefahr einer schnellen Obliteration (Verknöcherung) der Cochlea besteht, die eine Insertion der Elektrode deutlich erschweren oder verhindern kann. In einem solchen Fall sollte – falls sich die Eltern nach umfassender Beratung dafür entscheiden und keine weiteren Gründe dagegen sprechen – eine Implantation möglichst zeitnah erfolgen.

Grundsätzliche Voraussetzungen für eine CI-Versorgung bei Kindern sind die gesicherte Diagnose einer beidseitig bestehenden cochleären Schwerhörigkeit bei intaktem Hörnerv sowie ein vertretbares chirurgisches und anästhesiologisches Risiko. Aktuell ist eine Indikation für ein CI bei Kindern gegeben, wenn ein vorangegangener Hörgerätetrageversuch keinen Nutzen bringt oder ein Restgehör vorliegt, welches für ein ausreichendes Sprachverstehen mit einem Hörgerät nicht genügt. Zudem wird vorausgesetzt, dass die alterskorrigierten Aufblähkurven des Kindes mit optimal angepassten Hörgeräten nicht besser als 50 dB HL bei 2 und 4 kHz sind. Zu berücksichtigen ist hierbei die bei Kleinkindern altersabhängige Verschiebung der Reaktionsschwelle zu höheren Pegeln aufgrund der fehlenden Hörbahnreifung.

Vor einigen Jahren zählten Zusatzbehinderungen hochgradig hörgeschädigter und gehörloser Kinder zu den relativen Kontraindikationen gegen eine Implantation, da eine adäquate Rehabilitation als nicht gesichert galt. Heute wird die Cochlea-Implantation jedoch auch für diese Kinder in zunehmendem Maße in Betracht gezogen. Mithilfe eines Implantates wird manchen Kindern mit zusätzlichen Beeinträchtigungen der Kontakt zur akustischen Umwelt ermöglicht und es gelingt, sie besser in ihr alltägliches Umfeld zu integrieren und adäquater zu fördern. Grenzen sind – je nach Art und Ausmaß der Mehrfachbehinderung – vor allem hinsichtlich des Lautspracherwerbs zu sehen.

Aufbau und Funktion eines CI
Grundsätzlich besteht das CI aus einer inneren und einer äußeren Komponente. Die innere Komponente bilden das Implantat, das operativ in den Schädelknochen (Felsenbein) eingesetzt wird, die Empfangsspule, der Stimulator und der Elektrodenträger. Zu den äußeren Komponenten zählen die hinter dem Ohr sitzende und von einem Magneten gehaltene Sendespule, die mit dem unter der Kopfhaut befindlichen Magneten des Implantats verbunden ist, der Audioprozessor in Form eines HdO-Geräts und die Stromversorgung (Batterie, Akku). Neuere Technologien bieten auch das Tragen eines kabelfreien Single-Unit Audioprozessors an, der die herkömmlichen Teile des Audioprozessors, wie Spule, Prozessoreinheit und Batterieteil, in einem Gerät vereint.

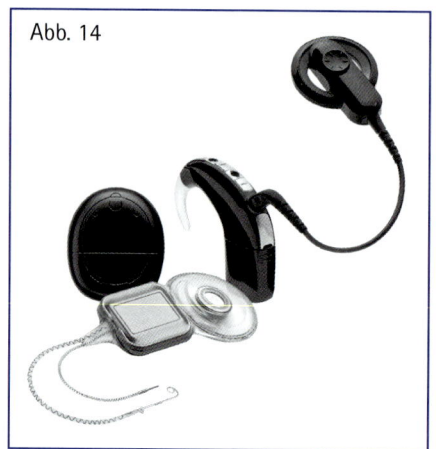
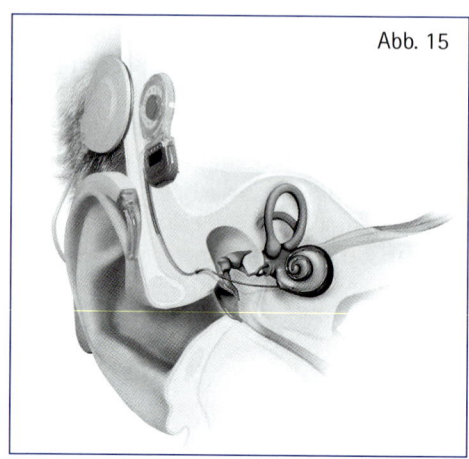

Abb. 14: Äußere und innere Komponenten eines CI-Systems (© Cochlear limited)
Abb. 15: Hörvorgang mit dem CI: Die Schallwellen werden in ein digitales Signal umgewandelt. Das digitale Signal wird über die Sendespule induktiv an das Implantat durch die Haut weitergeleitet. Je nach der Frequenz des Schallsignals werden die entsprechenden Elektroden stimuliert. Die Elektroden reizen den Hörnerv, der den Schalleindruck an das Hirn weiterleitet (© MED-EL)

Ähnlich wie beim Hörgerät nimmt das Mikrofon den Schall auf und leitet ihn zum Audioprozessor weiter. Eine spezielle Sprachkodierungsstrategie im Audioprozessor wandelt den Schall in ein elektrisches Signal um. Diese elektrischen Signale werden nun durch die Sendespule durch die Kopfhaut an das Implantat gesendet. Das Implantat generiert elektrische Impulse, die an die Elektrode weitergeleitet werden. Abhängig von der Insertionstiefe der Elektrode werden frequenzspezifisch die jeweiligen Bereiche in der Cochlea stimuliert. Der Hörnerv empfängt diese Impulse und leitet sie an das Gehirn weiter, wo sie als Klang oder Geräusch wahrgenommen werden.

(Erst-)Anpassung des Audioprozessors

Die Erstanpassung erfolgt in der Regel 4 bis 6 Wochen nach der Operation. Zunächst wird die Funktionsfähigkeit des Implantats überprüft. Dann nehmen Techniker und Therapeut die an das individuelle Hörvermögen angeglichenen, bestmöglichen Einstellungen des Audioprozessors vor. Hierzu wird der Audioprozessor mit einer speziellen Software verbunden, die die technischen Einstellungen des Audioprozessors speichert. Das Vorgehen während der technischen Anpassung des

Audioprozessors ähnelt dem der Tonaudiometrie: Dem Kind werden Töne unterschiedlicher Frequenz und Intensität vorgespielt. Jedes Mal wenn ein Ton gehört wurde, soll das Kind als Reaktion auf den Hörimpuls eine Spielhandlung ausführen. Bei sehr kleinen Kindern erfolgt die Anpassung anhand von Verhaltens- und Reaktionsbeobachtungen auf die jeweiligen Töne.

Da die Hörempfindungen der Kinder sehr stark variieren können, ist ein behutsames Vorgehen bei der technischen Anpassung eines Cochlea-Implantats wichtig. Manche Kinder beschreiben erst nur Empfindungen (eher fremdartige Geräusche, noch keine Töne), andere können schon einzelne Wörter verstehen. Vor allem bei Kindern, die von Geburt an gehörlos waren, kann der Moment des erstmaligen Wahrnehmens eines Höreindrucks bei der Erstanpassung ein überwältigendes, aber auch befremdliches oder unangenehmes Erlebnis sein. Da jedes Kind anders auf diese neuartigen Höreindrücke reagiert, ist ein besonderes Fingerspitzengefühl des Audiologen gefragt.

Mit der zunehmenden Gewöhnung an die neuen Höreindrücke verändert sich das Hörempfinden in unterschiedlichen Hörsituationen. So kommen im Laufe der Zeit immer neue Hörerfahrungen und Bedürfnisse hinzu, die durch eine stete Feinabstimmung des Audioprozessors optimiert werden können. Um optimale Hörergebnisse mit dem Implantat zu erreichen, finden deshalb regelmäßige Termine statt, bei denen der Prozessor immer wieder an die individuelle Hörentwicklung angepasst wird. Auch eine Überprüfung der externen Komponenten sollte regelmäßig erfolgen. Kleine Defekte, z. B. des Kabels oder Mikrofons, können bereits zu veränderten oder ausbleibenden Höreindrücken führen. Ähnlich wie bei den Hörgeräten muss auch hier eine stete Überprüfung der Batterie- oder Akkuleistung erfolgen, um zu gewährleisten, dass es dem Kind zu jeder Zeit möglich ist, das CI optimal zu nutzen. Hilfestellungen zur technischen Fehlerbehebung und Wartung des Geräts werden vom jeweiligen Hersteller angeboten und im Rahmen der regelmäßigen Anpasstermine in der Klinik abgedeckt.

(Re-)Habilitation und Nachsorge

Mit der Implantation und der Anpassung des Audioprozessors beginnt für das Kind ein Lernprozess, sich an die neuen Höreindrücke mit dem Implantat zu gewöhnen und diese zu verarbeiten. Um diesen Lernprozess optimal zu unterstützen und die kindliche Sprachentwicklung bestmöglich zu fördern, beginnt ca. 6 Wochen nach der Operation die Rehabilitation. Neben der technischen Kontrolle des Implantats beinhaltet die Rehabilitation die regelmäßigen Anpassungen des Audioprozessors, die Einweisung in Umgang und Nutzung des Hörsystems und des möglichen Zubehörs, die begleitende Diagnostik der Hör- und Sprachentwicklung sowie die familienorientierte Hör- und Sprachtherapie.

> Sind Kinder vor dem Spracherwerb ertaubt, spricht man von der sogenannten Habilitation. Bei Kindern, die nach dem Spracherwerb ertaubt sind, bezeichnet man diese Phase des Wiedererlernens als Rehabilitation. Im allgemeinen Sprachgebrauch wird kaum von dieser Unterscheidung Gebrauch gemacht, vielmehr hat sich der Begriff der Rehabilitation etabliert.

Die Hör- und Sprachförderung orientiert sich hierbei immer an den individuellen Bedürfnissen und dem spezifischen Entwicklungsstand des Kindes und findet vorrangig in Einzeltherapiesitzungen statt. Individuell ausgewählte und auf die Bedürfnisse des Kindes abgestimmte therapeutische Übungen sollen dem Kind auf spielerische Weise die Freude am Hören näherbringen und die sprachlichen Fähigkeiten des Kindes erweitern. Zunächst werden die Kinder spielerisch an die Welt des Hörens mit dem Implantat herangeführt. Daher ist es wichtig, die Kinder zunächst an Geräusche zu gewöhnen, sie an die Lautwahrnehmung und die Zuordnung von Geräuschquellen heranzuführen und in ihnen die Neugier auf die Welt der Laute und Sprache zu wecken. Manchmal findet die Hör-/Sprachförderung ergänzend auch in kleinen Gruppen statt, um den Umgang mit anderen Kindern, das Einhalten von (Kommunikations-)Regeln und die Kontaktaufnahme mit anderen Kindern in einem geschützten Rahmen zu fördern. Ebenso ist der Einbezug musikalischer Elemente ein wichtiger Bestandteil der Hör- und Sprachförderung. Hier können Kinder die Aufmerksamkeit für musikalische Elemente verbessern, sie lernen Abfolgen einzuhalten und sich im Rhythmus der Musik zu bewegen. Ein wesentliches Augenmerk in der Hör- und Sprachtherapie bei kleinen Kindern liegt auf der Elternarbeit. Durch regelmäßige Therapie- und Beratungstermine sollen die Eltern optimal angeleitet werden, ihr Kind in den Bereichen Hören, Sprache und Kommunikation zu unterstützen und zu fördern.

Bei etwas größeren Kindern kann bereits ein gezieltes Hörtraining stattfinden. Das Hörtraining dient dazu, zunächst eine bewusste Hörwahrnehmung mit dem Implantat aufzubauen. Danach wird das Hörbewusstsein für unterschiedliche Geräusche, Klänge und sprachliche Stimuli wie Wörter, Sätze oder Texte schrittweise erweitert und das Kind auf einen seinen Möglichkeiten und Grenzen entsprechenden Hörgewinn vorbereitet. Die Vorgehensweise und Zielsetzung im Hörtraining hängen immer von dem jeweiligen Stand der Hör- und Sprachentwicklung des Kindes ab. Hierbei gilt es, zusätzliche Faktoren wie die Dauer der Taubheit, Grad der Hörstörung oder die kompensatorischen Fähigkeiten des Kindes zu berücksichtigen.

- **Ambulante oder stationäre (Re-)Habilitation**

In Deutschland wird die Möglichkeit einer ambulanten (oder auch teilstationären) oder stationären Rehabilitation angeboten: Je nach den Bedürfnissen und Möglichkeiten der Familie wählen die Eltern zwischen beiden Varianten der Terminvergabe aus. Üblicherweise finden die teilstationären Klinikaufenthalte zu Beginn engmaschig und im weiteren Verlauf in immer größer werdenden Abständen statt. Mitunter werden die Termine für die stationäre Rehabilitation auch gebündelt und in meist dreitägigen Blöcken angeboten. Eltern und Kind wohnen dann meist in einem zum Rehabilitationszentrum gehörigen Wohnheim. Insbesondere Familien mit einem weiten Anfahrtsweg erhalten damit die Möglichkeit, ein komprimiertes Reha-Angebot zu nutzen und sich zu viele Einzeltermine zu ersparen. Neben der unmittelbaren Rehabilitation in der Klinik bzw. einem entsprechenden Rehabilitationszentrum kann nach Bedarf auch im Heimatort eine zusätzliche, an die individuellen Bedürfnisse des Kindes angepasste Betreuung – beispielsweise durch die ortsansässige Logopädie – angeraten sein.

Elektrisch-akustische Stimulation

Das System zur Elektrisch-akustischen Stimulation (EAS oder Hybrid-Versorgung) ist eine Kombination aus CI- und Hörgeräte-Technologie. Sie ist für Personen mit partiellem Hörverlust geeignet, die tiefe Töne noch hören können, hohe Frequenzen jedoch nicht mehr (Hochtonsteilabfall). Bei einem partiellen Hörverlust werden Einzelgespräche in ruhiger Umgebung wahrscheinlich gut verstanden, allerdings ist es meist schwer, einer Unterhaltung in lauter Umgebung – z. B. in einem Klassenzimmer – zu folgen.

Wie bei einem CI wird ein Audioprozessor hinter dem Ohr getragen. Er ist über ein Kabel mit einer Sendespule verbunden, die über dem Implantat außen am Kopf sitzt. Die Spule wird ebenfalls durch einen Magneten gehalten. Ein Ohrpassstück, das Schall direkt in den Gehörgang leitet, ist zudem mit dem Audioprozessor verbunden.

Im Unterschied zur konventionellen CI-Elektrode, die fast die gesamte Länge der Cochlea abdeckt, wird die kürzere EAS-Elektrode nur in den basalen (unteren) Bereich der Cochlea eingeführt, der für das Hören von hohen Tönen zuständig ist. Das Restgehör im apikalen (oberen) Bereich, mit dem tiefe Töne wahrgenommen werden, bleibt unberührt. Der CI-Teil stimuliert sodann jenen Bereich der Cochlea, der für die hochfrequenten Töne verantwortlich ist, während die digitale, akustische Komponente (Hörgerät) das natürliche Restgehör in den tiefen Frequenzen verstärkt. Gemeinsam decken sie den gesamten Hörbereich ab.

Einflussfaktoren auf den Hörerfolg

Es hat sich gezeigt, dass das Zusammenspiel vieler Faktoren einen Einfluss auf den sprachlichen Fortschritt bei Kindern mit CI hat:

- **Implantationsalter**

Es ist unumstritten, dass es sich günstig auf den Spracherwerb bei Kindern mit CI auswirkt, wenn die Implantation innerhalb der ersten vier Lebensjahre erfolgt. Das ist darauf zurückzuführen, dass innerhalb dieser Zeitspanne die Sensibilität für den Spracherwerb am größten ist. Die meisten Kinder, die bereits seit der Geburt oder in den ersten Lebensjahren ertaubt sind, werden daher schon in jungen Jahren mit Cochlea-Implantaten versorgt. In den letzten Jahren wurde der Einfluss des Implantationsalters dennoch viel diskutiert. Prinzipiell verfolgt man aus eben diesen Gründen die Meinung, dass der Spracherwerb umso besser verläuft, je früher die Kinder mit CIs versorgt werden – ganz nach dem Motto „je früher, desto besser". Im Zuge dessen sank das Implantationsalter in den letzten Jahren bei vielen Kindern auf das erste Lebensjahr. Diese Ansicht wird allerdings nicht überall vertreten. Andernorts wird ein Hörgerätetrageversuch im ersten Lebensjahr befürwortet, um sicherzustellen, ob Hörgeräte nicht vielleicht doch ausreichend sind.

In vielen Fällen ist die sprachliche Entwicklung von Kindern mit einem hochgradigen Hörverlust, die unter 24 Monaten mit einem Cochlea-Implantat versorgt wurden, mit jener von hörenden Kindern vergleichbar. Aber auch eine Implantation im Alter von drei und vier Jahren ist erfolgversprechend und Erstere zeigen nur leichte Vorteile beim Spracherwerb. Ein Vorteil für den Spracherwerb bei Implantation im ersten gegenüber dem zweiten Lebensjahr ist bisher nicht belegt.

■ Hörvermögen vor Implantation

Ist vor der Implantation noch eine Resthörigkeit vorhanden, kann das Kind bereits durch das Tragen von Hörgeräten an Sprache herangeführt werden. Studien haben gezeigt, dass die Qualität des präoperativen Hörens mit Hörgeräten einen stärkeren Einfluss auf Fortschritte in der Sprachentwicklung hat als das Alter bei Implantation. Vor allem im ersten Jahr nach der Implantation wirkt sich das präoperative Hören mit Hörgeräten auf die Sprachentwicklung aus. So zeigen Kinder, die vor der Implantation von Hörgeräten profitierten, eine schnellere Sprachentwicklung, als Kinder, die einen geringen oder keinen Nutzen aus den Hörgeräten ziehen konnten.

■ Bildungsstand der Eltern

Es ist hinreichend bekannt, dass ein höherer elterlicher Bildungsstand einen positiven Einfluss auf die kindliche Sprachentwicklung normalhörender Kinder hat. In den vergangenen Jahren haben sich zahlreiche Studien zum Spracherwerb damit beschäftigt, den Einfluss der sozialen und sprachlichen Umwelt von Kindern mit CI zu untersuchen. Man fand heraus, dass der Einfluss solcher Faktoren bedeutend stärker ist als der des Implantationsalters. Es ist davon auszugehen, dass der Einfluss der sozialen Umwelt auf entwicklungsbegünstigende Faktoren und das sprachliche Angebot in Familien mit höherem Bildungsstand zurückzuführen ist. Zudem kann beobachtet werden, dass der Spracherwerb der Kinder in Familien, die sich gut über die Cochlea-Implantation und die nachfolgende Rehabilitation informierten, besser verläuft. Denn gut informierte Eltern, die sich auf die Versorgung mit Hörgeräten oder eine Implantation und Rehabilitation optimal vorbereiten, können ihr Kind entsprechend seiner Bedürfnisse bestmöglich unterstützen und auf seinem Weg begleiten.

- **Sprachangebot**

Eine kindgerechte Sprache und ein reichhaltiges und variables Sprachangebot seitens der Eltern oder Hauptbezugspersonen (Erzieher, Betreuer) haben einen positiven Einfluss auf den Spracherwerb von Kindern mit CI. Es wirkt sich günstig aus, wenn Eltern das sprachliche Angebot an den Interessen des Kindes orientieren. Sie wecken damit die Neugierde des Kindes und fördern dessen auditive Aufmerksamkeit. Das führt zu einem verbesserten Zugang zu Sprache und deren Mustern und festigt sie entsprechend. Im Gegensatz dazu sind schematische Ausdrücke wie „guckguck, hallo, prima" weniger förderlich, um die Sprache des Kindes zu erweitern.

Eine kindgerechte Sprache ergibt sich in der Regel von alleine und muss nicht bewusst oder übertrieben angeboten werden. Von einem überdeutlichen Sprechen mit starker Betonung auf einzelnen Silben und unnatürlicher Sprechmelodie wird abgeraten. Gegen eine gelegentliche überdeutliche Aussprache eines einzelnen Wortes ist allerdings nichts einzuwenden. Es wirkt sich positiv aus, wenn Eltern den Umfang ihrer sprachlichen Äußerungen nach dem Entwicklungsstand des Kindes ausrichten. Die Äußerungslänge und Anzahl der Sätze sollten moderat sein und die Reaktion des Kindes sollte beobachtet und abgewartet werden. Wenn die Kinder in ihrer Sprachentwicklung fortgeschritten sind und die für Kinder typischen unvollständigen oder grammatisch teilweise fehlerhaften Sätze produzieren, ist es vorteilhaft, wenn Eltern diese Sätze manchmal wiederholen und dabei um die korrekte grammatische Form erweitern. Solche Wiederholungen sind meist in das Gespräch eingebettet und werden von den Erwachsenen ohnehin nicht bewusst vorgenommen, sondern passieren beiläufig. Prinzipiell ist eine natürliche, dem Sprachstand des Kindes angepasste Kommunikation immer anzuraten. Ein unnatürliches, gezwungenes oder gar belehrendes Sprachangebot wirkt sich eher negativ auf die Sprechfreude und die Sprachentwicklung des Kindes aus.

Inwiefern und in welchem Ausmaß die einzelnen Faktoren den Lautspracherwerb von Kindern mit CI beeinflussen, ist bisher nur zum Teil geklärt. Es kommen noch andere Faktoren in Betracht, den teilweise gravierenden Unterschied im Erlernen von Sprache zu erklären. Sicher spielen die Tragedauer des Hörsystems und individuelle Faktoren, wie Intelligenz, Begabung und Fähigkeiten, eine wesentliche Rolle für den Hörerfolg und den Spracherwerb. Obgleich nicht alle Faktoren, die einen Einfluss auf den Spracherwerb bei Kindern mit CI haben, ausreichend erforscht sind, kann man versuchen, die Einflussfaktoren, die uns bekannt sind, Nutzen bringend einzusetzen.

Hör- und Sprachtherapie

Auswirkungen einer Hörstörung auf die Sprachentwicklung

Je nach Grad der Hörschädigung und der individuellen Faktoren (wie Intelligenz, Begabung und Fähigkeiten) sowie der sozialen Bedingungsfaktoren (wie Zeitpunkt der Erkennung der Schwerhörigkeit, Fördermaßnahmen und die Eltern-Kind-Beziehung) kann die sprachliche, kognitive, emotionale und soziale Entwicklung des schwerhörigen Kindes erheblich beeinträchtigt sein. Die erschwerten Voraussetzungen führen im Verlauf der Sprachentwicklung zu Einschränkungen bei der Sprachrezeption (Verstehen) und Sprachproduktion. Die Auswirkungen einer Hörschädigung sind vielfältig und betreffen unterschiedliche Teilbereiche der Sprache: Wortschatz und Sprachverständnis, Syntax (Satzbau), Artikulation (Lautbildung), Atmung – Tonus – Stimme.

Wortschatz und Sprachverständnis
Eine Hörschädigung beeinträchtigt die Entwicklung des Sprachverständnisses bereits im Säuglings- und Kleinkindalter weitreichend. Als Erklärung hierfür wird die mit der Hörstörung verbundene frühe Störung der Begriffsbildung und Bedeutungsdifferenzierung herangezogen. In der sensomotorischen Phase und darüber hinaus lernt das Kind nicht, verschiedene Erfahrungen im Zusammenspiel von Sinnesinformationen und Bewegungen mithilfe von sprachlichen Begriffen zu ordnen, zu kategorisieren und entsprechend abzuspeichern. Zwar entwickeln manche Kinder die Fähigkeit zum Lippenablesen als zusätzliche Hilfestellung, doch nicht alle Kinder können die daraus gewonnenen Informationen nutzen, um einen adäquaten Wortschatz aufzubauen und semantische Relationen (Bedeutungsrelationen) zu entwickeln. Als Folge tritt eine Sprachverständnisstörung mit eingeschränktem aktiven und passiven Wortschatz auf. Der aktive Wortschatz zeichnet sich meist dadurch aus, dass vorrangig Substantive (Nomen) mit konkretem Inhalt verwendet werden, wohingegen Verben erst verhältnismäßig spät aktiv genutzt werden. Vor allem Funktionswörter, Adjektive und Adverbien (z. B. Präpositionen, Zeitwörter), die einen abstrakten Inhalt umschreiben und nur in der Vorstellungskraft existieren, bereiten den meisten Kindern auch lange nach Einsetzen der Sprache große Unsicherheit in ihrer Zuordnung und korrekten Verwendung.

Satzbau und Grammatik
Der Erwerb syntaktischer und grammatikalischer Strukturen ist für Kinder mit einer Hörbeeinträchtigung schwierig. Häufig werden grammatikalische Feinheiten wie kurze, unbetonte Wörter oder Wortteile und -endungen nicht vollständig wahrgenommen und verstanden. Vorrangig betroffen sind hier die Funktionswörter. Auch Pronomen und Präpositionen, die die Beziehung unter den einzelnen Satzteilen

angeben, stellen für hörgeschädigte Kinder eine große Herausforderung dar (z. B.: „Dem Vater gibt der Junge den Schirm."). Ebenso betroffen sind Kasus- und Flexionsmarkierungen sowie morphologische Endungen, die in der Umgangssprache oder bedingt durch dialektale Färbungen häufig verschluckt werden. Zudem sind morphologische Endungen meist unbetont und können daher auch nur schwer verstanden und unterschieden werden. Es bleibt zu beobachten, dass viele hörbeeinträchtigte Kinder auch nach Abschluss des Spracherwerbs eine Unsicherheit in der Verwendung syntaktischer Strukturen und morphologischer Markierungen zeigen.

Lautbildung

Art und Ausmaß der Artikulationsstörung stehen in engem Zusammenhang zu Art und Schweregrad der Hörstörung. Je nachdem, welche Frequenzen betroffen sind und nicht korrekt gehört werden, hat es Auswirkungen auf die audiophonatorische Rückkopplung (hörkontrollierte Stimmkontrolle) in diesem Bereich und erschwert den Abgleich eigener und fremder Äußerungen mittels Imitation. Vorrangig zu beobachten sind Dyslalien (Lautbildungsstörungen) im Bereich der hochfrequenten Zischlaute wie z. B. [s] oder [sch]. Nicht selten werden zudem Reduktionen von Konsonantenverbindungen vorgenommen, einzelne Laute ausgelassen oder verwechselt oder durch andere, ähnlich klingende Laute ersetzt. Gerade im Bereich der ähnlich klingenden Laute finden sich häufig Substitutionen, so z. B. [p-b], [t-d], [k-g]. Eine Artikulationsstörung lässt sich meist gut therapieren, da sich ihr Ausmaß auf die Bildung von Lauten und nicht auf das gesamte Sprachsystem und dessen Regelmäßigkeiten bezieht.

Funktionsbereiche der Stimme

Die drei Funktionsbereiche Atmung, Tonus und Stimme stehen in enger Beziehung zueinander und bedingen sich gegenseitig. Die vermehrte Anspannung, die sich durch die erschwerte Kommunikationssituation für hörgeschädigte Kinder ergibt, resultiert nicht selten in einem erhöhten Körpertonus (Körperspannung) und einem gestörten Atemrhythmus. Aufgrund der eingeschränkten oder gänzlich fehlenden auditiven Eigenwahrnehmung der Stimme kommt es teilweise zu einem gepressten, mitunter stark erhöhten Stimmklang. Der erhöhte Druck auf den Kehlkopf und die umliegenden Strukturen bei einem gepressten Stimmklang erleichtert die kinästhetische Kontrolle und vermittelt eine gefühlte Körperwahrnehmung über die eigene Stimme.

Ein Phänomen, welches vor allem bei Kindern mit einer hochgradigen Hörschädigung oder Gehörlosigkeit zu beobachten ist, ist die veränderte Prosodie (Sprechmelodie) verbunden mit einem offenen Näseln (beim Sprechen entweicht zu viel Luft durch die Nase, da das Gaumensegel nicht vollständig abdichtet). Das Näseln wird von ihnen meist unbewusst eingesetzt, damit sie sich beim Sprechen selbst besser hören, und kann anhand des typischen Stimmklangs schnell diagnostiziert werden. All jene Funktionen der Stimmgebung sind zum großen Teil von Faktoren wie Eigenkontrolle, Konzentration und Anspannung abhängig und können in unterschiedlichen Situationen stark variieren.

Frühförderung

Während erste Ansätze zur Frühförderung von Kindern mit einer Hörstörung zunächst vor allem auf Kinder im Schulalter ausgerichtet waren, existieren heute vielfältige Konzepte zur Hör- und Spracherziehung im frühen Kindesalter. Eltern betroffener Kinder werden zeitnah nach der erfolgten Diagnose und Versorgung an die zuständige Pädagogisch-audiologische Beratungs- und Frühförderstelle des ansässigen Förderzentrums für Hörgeschädigte weitervermittelt. Viele Familien werden nach erfolgter Hörgeräteversorgung oder Cochlea-Implantation zunächst von der mobilen sonderpädagogischen Hilfe bzw. Frühförderung im Rahmen von Hausbesuchen betreut. Zu den Aufgaben der Frühförderstellen gehören die Elternberatung und -begleitung, insbesondere in der emotional schwierigen Situation nach der Diagnose, die häusliche Frühförderung, die Hör- und Sprachtherapie sowie die inklusive Betreuung der Kinder. Es können unterschiedliche Konzepte zur Unterstützung der Hör- und Sprachentwicklung verfolgt werden.

Hörgerichtete Förderung

Der hörgerichtete Förderansatz geht davon aus, dass Kinder mit Hörstörungen Hör- und Sprachkompetenzen auf natürlichem Weg erwerben können, ohne dass zusätzliche Gebärden oder andere manuale Systeme zur Unterstützung eingesetzt werden müssen (auditiv-verbale Förderung). Nach Annahme des hörgerichteten Ansatzes werden Hör- und Sprachkompetenzen innerhalb von alltäglichen Interaktionen und Spielsituationen und nicht durch ein systematisches Training erworben. Voraussetzung hierfür ist eine ausreichende Verstärkung und möglichst frühzeitige Versorgung mit Hörsystemen, welche die Hörreste des Kindes ausnutzen, um eine hörgerichtete Förderung überhaupt zu realisieren. Heutzutage sind die Möglichkeiten der Früherkennung und -versorgung von Hörstörungen im Kleinkindalter mit technisch hochwertigen Hilfen so weit fortgeschritten, dass der Ansatz der hörgerichteten Frühförderung immer mehr Anwendung findet und erfolgreich praktiziert werden kann. Ist eine rein lautsprachliche Förderung nicht erfolgreich und besteht die Gefahr, dass das hochgradig hörgeschädigte Kind kein funktionierendes Sprachsystem erwirbt, müssen alternative Förderansätze in Betracht gezogen werden.

Förderung in Lautsprache mit begleitenden oder unterstützenden Gebärden

Bei einer lautsprachlichen Förderung mit zusätzlichem Einsatz von Gebärden handelt es sich meist um lautsprachbegleitende und/oder -unterstützende Gebärden.

Während die Deutsche Gebärdensprache (DGS) ein eigenständiges Sprachsystem darstellt und über eine eigenständige Grammatik verfügt, orientieren sich Lautsprachbegleitende Gebärden (LBG) am Sprachsystem der Lautsprache und werden parallel zu einzelnen gesprochenen Wörtern angeboten. Bei Lautsprachunterstützenden Gebärden (LUG) werden nur einzelne bedeutungstragende Wörter gebärdet und nicht der ganze Satz. Für Eltern, deren Kinder Schwierigkeiten beim Lautspracherwerb haben, bieten die lautsprachbegleitenden und/oder -unterstützenden Gebärden eine Möglichkeit, den Zugang zur Lautsprache zu unterstützen und das Verstehen von Lautsprache zu erleichtern.

Bilinguale Förderung

Noch immer wird die Deutsche Gebärdensprache (DGS) nur vereinzelt in die sprachliche Frühförderung eingebunden. Werden Lautsprache und Gebärdensprache parallel erworben, so spricht man von einem bilingualen, also zweisprachigen Frühförderansatz. Der Einsatz der DGS setzt fundierte Kenntnisse der Förderkraft voraus. Da hier zwei unterschiedliche Sprachsysteme angeboten werden, die sich in ihrem Aufbau unterscheiden, ist es wichtig, sie fehlerfrei und kompetent zu beherrschen. Die Diskussionen über einen bilingualen Ansatz werden noch immer kontrovers geführt. Ebenso wie es zahlreiche Meinungsgegner gibt, existieren Berichte über eine erfolgreiche bilinguale Frühförderung und internationale wissenschaftliche Untersuchungen, die einen solchen Ansatz unterstützen.

Die Frühförderung hat einen präventiven Charakter und leistet einen Beitrag zur Unterstützung und Sicherung von Teilhabe hörgeschädigter Kinder und deren Familien. Durch individuelle Förderung sollen dem Kind eine seinen Bedürfnissen und Fähigkeiten angepasste und der Situation angemessene Kommunikation sowie optimale Hör- und Sprachlernbedingungen in seinem unmittelbaren Lebensumfeld ermöglicht werden. Sind die Kinder größer, besuchen sie häufig einen entsprechenden Förder- oder Regelkindergarten mit Unterstützung durch die Frühförderung, schulvorbereitende Einrichtungen (SVE) bzw. die Regelschule oder das Förderzentrum für Hörgeschädigte, wo sie durch spezifisch ausgebildetes pädagogisches Fachpersonal in ihrer weiteren Entwicklung unterstützt werden.

Bausteine der Hör- und Sprachtherapie

Neben der pädaudiologischen Frühförderung nehmen in den letzten Jahren immer mehr Familien die Möglichkeit einer zusätzlichen logopädischen Therapie in Anspruch, von der die Kinder für ihre Sprachentwicklung deutlich profitieren. Im Rahmen der logopädischen Therapie ist es möglich, spezifische sprachliche Symptome zu behandeln und die hörgerichtete Lautsprachentwicklung positiv zu beeinflussen. Es können unterschiedliche Therapiebereiche berücksichtigt werden, die in ihrer zeitlichen Abfolge variabel sind und zeitweilig entsprechend verschiedener

Schwerpunkte in einem Bereich vordergründig sind. Die logopädische Intervention umfasst die Therapie des hörgeschädigten Kindes sowie die Beratung und Unterstützung der Familie. Zudem kann die Elternberatung Kontakte zu Elternkreisen vermitteln oder zusätzliche Fördermöglichkeiten und Beratungsstellen vorstellen.

Elternberatung

Grundlage für eine konstruktive Zusammenarbeit und eine erfolgreiche Krisenbewältigung ist ein Vertrauensverhältnis mit dem Therapeuten, in dem sich die Eltern gut und kompetent beraten fühlen.

Neben der kontinuierlichen Begleitung und Beratung zur Diagnosebewältigung geht es darum, die Eltern und Angehörigen bei der Förderung der Hör- und Sprachentwicklung des Kindes im häuslichen Umfeld zu unterstützen. Dazu werden die Eltern angehalten, das Verhalten und die Reaktionen ihres Kindes in unterschiedlichen Situationen zu beobachten. Auch sollten Eltern zu einem stützenden und bestärkenden Verhalten gegenüber ihrem Kind ermuntert werden. Eine verstärkte emotionale Zuwendung wirkt sich vertrauensgebend und förderlich auf das Selbstbewusstsein des Kindes aus. Einem Kind, dem ein tatkräftiges, kontaktfreudiges Verhalten von den Eltern vorgelebt wird, fällt es sicher leichter, selbstbewusst und weniger schüchtern aufzutreten.

Neue Ansätze in der Frühförderung von Kindern mit einer Hörstörung binden Eltern immer mehr in den Förderprozess mit ein. Praktizierte in der Vergangenheit weitgehend der Therapeut als „Experte", hat sich in den letzten Jahren ein wichtiger Wandel vollzogen. Die Eltern werden aktiv in die Therapie mit einbezogen und intensiv über natürliches Hör- und Kommunikationsverhalten aufgeklärt. Profunde Kenntnisse der Eltern zur Hörstörung des Kindes sowie zu einer angemessenen, natürlichen Hör-Sprachförderung sind wichtig, da die therapeutische Begleitung der Familie durch die Logopädie oder andere Therapien nur vorübergehend stattfindet und zeitlich begrenzt ist. Das Ziel der Elternberatung liegt darin, die Hörstörung so in das Familienleben zu integrieren, dass sich die jeweilige Familie auf längere Sicht auch ohne therapeutische Unterstützung im Alltag zurechtfindet.

> Die Elternarbeit ist von Beginn an ein wesentlicher Bestandteil in der Therapie und erfolgt kontinuierlich und therapiebegleitend, unabhängig von dem gerade zu behandelnden Teilbereich.

Hörerziehung und Hörtraining

Die Begriffe Hörerziehung und Hörtraining beschreiben den Prozess des Hörenlernens. Je nachdem, ob das Kind vor der Hörschädigung bereits einen Zugang zur Lautsprache hatte, werden die beiden Begriffe unterschiedlich angewendet. Von *Hörerziehung* spricht man bei Maßnahmen zur Entwicklung der Lautsprache durch Ausnutzen noch verbliebener Hörreste bei prälingual ertaubten bzw. schwerhörigen

Kindern. Als *Hörtraining* werden alle Maßnahmen bezeichnet, die angewendet werden, um bei post- oder perilingual hörgeschädigten Kindern die Hörfähigkeit auf der Basis bereits vorhandener Hör- und Spracherfahrung zu entwickeln.

> Je nachdem, ob ein Kind vor der Hörschädigung bereits einen Zugang zur Lautsprache hatte, wird zwischen Hörerziehung und Hörtraining unterschieden: Hörerziehung dient dem Aufbau von Sprache; Hörtraining hingegen baut auf vorhandener Sprache auf.

Zunächst dient das Hörtraining dem grundsätzlichen Aufbau eines Hörbewusstseins mit dem Hörgerät oder Implantat. Das Kind soll zunächst an die Welt des Hörens herangeführt und langsam mit dieser vertraut gemacht werden. Vor allem für Kinder, die bereits seit ihrer Geburt an Taubheit grenzend schwerhörig bzw. gehörlos sind und bis zur Implantation nie mit auditiven Reizen in Kontakt gekommen sind, sind diese Höreindrücke zuerst befremdlich. Daher ist es wichtig, die Kinder an die Geräusch- und Lautwahrnehmung zu gewöhnen, sie an die Zuordnung von Schallquellen heranzuführen und ihre Neugier für den neuen Sinnesreiz zu wecken. Durch das Schaffen einer natürlichen Hörumgebung, die Höreindrücke bereitstellt, und die angemessene Reaktion auf Hörreaktionen des Kindes werden die hörgerichteten Kompetenzen des Kindes gefördert und stetig erweitert. Ist ein adäquates Hörbewusstsein aufgebaut und das Kind für die auditiven Reize sensibilisiert, kann sich das Hörtraining komplexeren Übungen zur Anbahnung eines offenen Sprachverstehens zuwenden.

Bei Kindern, die noch keine auditive Aufmerksamkeit für Sprache entwickelt haben, bietet sich zunächst ein non-verbales Hörtraining mit Geräuschen und Klängen als Vorbereitung auf ein sprachbasiertes Hörtraining an. Neben der Identifikation (Erkennung) von Geräuschen oder Klängen kann an der Diskrimination (Unterscheidung) nicht-sprachlicher Reize gearbeitet werden. Ein wesentlicher Bestandteil ist die Arbeit mit weiten Kontrasten, um Unterschiede zu verdeutlichen; z. B.: gehört – nicht gehört; laut – leise; hoch – tief; lang – kurz. Um die Eigenwahrnehmung, auch der eigenen Stimme, zu schulen, wird das Kind stets dazu ermutigt, akustische Reize selbst zu produzieren oder nachzuahmen.

Beispiel

Übungsbeispiel Geräuschmemory:
Alte Streichholzschachteln oder kleinere Döschen gemeinsam mit unterschiedlichen Inhalten füllen. Als Material eignen sich z. B.: Reiskörner, Erbsen, Zuckerwürfel, Radiergummi. Danach die Schachteln/Dosen mischen. Durch Schütteln der einzelnen Dosen/Schachteln sollen klangliche Paare gefunden werden.

Auch das Richtungshören, welches ein beidohriges Hören erfordert, bereitet vielen CI-versorgten Kindern zunächst Schwierigkeiten. Spielerische Übungen zur Geräuschlokalisation können das Richtungshören trainieren und verbessern.

Beispiel
Übungsbeispiel Richtungshören:
Einen Wecker im Raum verstecken. Immer wenn der Wecker klingelt, soll das Kind, das in der Mitte des Raumes sitzt, bestimmen, aus welcher Richtung das Geräusch kommt.

Bei älteren Kindern, die mit unterschiedlichen Klängen und Geräuschen und deren Unterscheidung bereits vertraut und in ihrer Sprachentwicklung fortgeschritten sind, lassen sich die allgemeinen non-verbalen Übungen abändern und um sprachliche Inhalte erweitern. Der Fokus liegt hier eher auf der Unterscheidung von einzelnen Sprachlauten, der Verbesserung der auditiven Merkspanne und Sequenzierung sowie dem Sprachverstehen im Störgeräusch.

Bei größeren Kindern, die mit Cochlea-Implantaten versorgt wurden und die Hörschädigung während oder nach ihrer Sprachentwicklung erworben haben, wird in der Regel ein sprachliches Hörtraining durchgeführt, das auf einem Stufenkonzept basiert und unterschiedlich komplexe sprachliche Ebenen umfasst. Anfangs werden Übungen zum Wahrnehmen der für das Sprachverständnis wichtigen Erkennungsmerkmale (suprasegmentale Merkmale) wie Wort- oder Satzlängenunterschiede und Sprachmelodie angeboten. Danach folgen Übungen zum Verstehen von Zahlen und Wörtern, zum Satzverstehen, zur Lautunterscheidung, zum Textverstehen und anschließend zum Hören im Störgeräusch.
Prinzipiell beginnt das Hörtraining mit spezifischen, klar abgegrenzten Übungssituationen und wird dann schrittweise an die natürliche Hörsituation angenähert. Der Schwierigkeitsgrad kann individuell an den Entwicklungsstand des Kindes angepasst werden. Anfangs ist die Auswahlmenge an Items gering und thematisch begrenzt (closed-set). Im Verlauf der Therapie kann die Auswahlmenge erweitert und der Schwierigkeitsgrad schrittweise erhöht werden (open-set). Auch das Verdecken des Mundbildes erschwert das Verstehen von Sprache, da die zusätzliche visuelle Hilfestellung des Lippenlesens unterbunden wird. Eine große Herausforderung stellt die Hinzunahme von Störgeräuschen dar, da sie eine Ausrichtung der auditiven Aufmerksamkeit auf das Hörtraining und ein Ausblenden des Störschalls erfordern. Prinzipiell ist zu beachten, alle Übungen zum Hörtraining möglichst zu Beginn der Therapiestunden durchzuführen, da sie eine hohe Aufmerksamkeit des Kindes erfordern.

Übungsbeispiel Wortlängenunterschiede:
Dem Kind zwei Wörter vorsprechen. Danach soll das Kind entscheiden, welches Wort das längere von beiden war – z. B.: „Käse – Kaugummi" (2 Silben vs. 3 Silben).

Übungsbeispiel Wortebene (closed-set: Thema Tiere):
Dem Kind unterschiedliche Bildkarten mit Tieren vorlegen und ein Tier nennen. Das Kind soll die entsprechende Karte zeigen. Das Kind vergleicht die Wörter „Elefant", „Katze" usw. mit dem genannten Wortfeld und erkennt sie dadurch schneller.

Prinzipiell ist zu beachten, dass mehrsilbige Wörter immer leichter zu verstehen sind als Einsilber. Das liegt daran, dass ein fragmentarisches Verstehen eines Mehrsilbers immer noch die Möglichkeit bietet, durch Vervollständigung der übrigen Silben das Zielwort zu rekonstruieren, während dies bei einem Einsilber nicht möglich ist.

Übungsbeispiel Satzebene (closed-set: Thema Tiere):
Dem Kind einzelne Sätze vorlesen, in denen jeweils Wörter fehlen. Die einzelnen Wörter in den Lückensätzen soll es über das Hören ergänzen. „Der Hund frisst die ____ (Wurst)."

Schwieriger als das Verstehen von ganzen Wörtern oder Sätzen ist die Unterscheidung einzelner Sprachlaute. Bei den Übungen zur Sprachlauterkennung steht zunächst der isolierte Laut, dann der Ziellaut im Wort im Vordergrund. Um an phonematischen (lautspezifischen) Kontrasten zu arbeiten, bieten sich Übungen mit Minimalpaaren (Reimwörter) an (erst Vokale, dann Konsonanten; isoliert und dann in Wörtern). Gerade bei Minimalpaaren können zahlreiche weitere Unterscheidungen und Variationen bzgl. der Wortlänge (z. B. Wal – Wall) oder der Stimmhaftigkeit (z. B. Bass – Pass) eines Lautes angeboten werden.

Übungsbeispiel Minimalpaare:
*Vokale: Kind sieht zwei Bildkarten: Hase – Hose. Aufforderung: „Zeige mir Hose."
Konsonanten: Kind sieht drei Bildkarten: Maus – Laus – Haus. Aufforderung: „Zeige mir Haus."*

Das Telefonieren mit einem Hörsystem kann unter Umständen eine weitere Schwierigkeit darstellen und wird aus diesem Grund ebenfalls in der Therapie aufgegriffen. Da hier keine Hilfestellungen wie das Mundbild oder die Gestik und Mimik des Gesprächspartners vorliegen, richtet sich die Kommunikationssituation gänzlich auf den Hörsinn und muss daher individuell trainiert werden. Telefonieren bedeutet Autonomie und Selbstständigkeit und ist daher ein wesentlicher Bestandteil des Hörtrainings.

Wortschatz und Sprachverständnis

Sprachwahrnehmungsprozesse bilden im Gesamtprozess der Sprachentwicklung von gehörlosen Kindern die Grundvoraussetzung für den Aufbau eines angemessenen rezeptiven und expressiven Wortschatzes. Bereits im Laufe der ersten Lebensjahre lernt das normalhörende Kind Wörter aus dem sprachlichen Input zu identifizieren und Verbindungen zwischen Bedeutungskonzepten und Wortformen herzustellen. Infolgedessen erwirbt es eine stetig wachsende Anzahl von Wörtern, die gespeichert und in das mentale Lexikon integriert werden. Auf der Basis dieses organisierten Wissensstandes ist das Kind dann in der Lage, im aktuellen Kontext auf den entsprechenden lexikalischen Eintrag zuzugreifen, um in einer bestimmten Situation ein passendes Wort zu produzieren.

Bei Kindern mit Hörstörung ist dieser Prozess des Sprachverständnisaufbaus und des Wortschatzerwerbs eingeschränkt. Aufgrund der Hörstörung können Wörter vielfach nur schwer auditiv identifiziert werden. Daher ist der Zugriff auf bereits erworbene semantische Repräsentationen oder eine Abspeicherung im mentalen Lexikon erschwert. Die Folge ist eine Störung im Lexikoninventar, die sich in einem eingeschränkten Umfang und einer geringen lexikalischen Vielfalt des Wortschatzes äußert. Um den Wortschatz sukzessive aufzubauen und zu erweitern und das Sprachverständnis der Kinder zu verbessern, empfiehlt sich in diesen Fällen eine logopädische Therapie.

Bei Kindern, die bereits über einen gewissen Wortschatz verfügen, auf dem sie aufbauen können, steht die gezielte Förderung der Semantik nicht mehr im Vordergrund, sondern wird begleitend im Laufe der Therapie und inzidentell im Alltag gefördert. Schwierig ist für viele – auch ältere – hörgeschädigte Kinder der Erwerb von abstrakten Wörtern (z. B. Hunger, Wunsch), also nicht konkret fassbaren Nomen, und solchen mit emotionalem Inhalt (z. B. Liebe, Zorn). Einen Sonderfall bilden ironische Äußerungen, die von hörgeschädigten Kindern meist bis ins Jugendalter kaum verstanden werden. Das liegt vermutlich daran, dass bei ironischen Äußerungen die Bedeutung des Gesagten stark vom direkten Wortlaut abweicht und durch eigene Interpretation zu deuten ist. Die Verbesserung des Sprachverständnisses und die erfolgreiche Erweiterung des Wortschatzes stehen in engem Zusammenhang mit einer angemessenen sprachlichen Umgebung, einer gezielten und fördernden Anregung durch Kommunikation mit anderen und nicht zuletzt zu den individuellen Interessen des Kindes.

Ist eine gezielte Therapie zur Erweiterung des Lexikons und der Semantik bei prä- oder perilingual hörgeschädigten Kindern angeraten, steht zunächst die Förderung der Bedeutungs- und Begriffsentwicklung im Vordergrund. Zur Förderung der Begriffsbildung dienlich ist ein spielerisches, handlungsorientiertes Vorgehen in der Therapie, dessen Inhalte und Materialien sich an den Interessen des Kindes ausrichten und verschiedene Sinneskanäle zur Unterstützung der Sprachverarbeitung miteinbeziehen. Zur Förderung und Festigung der Begriffsbildung im mentalen Lexikon eignen sich Spiel- und Gesprächssituationen, in denen neue Wörter wiederholt in unterschiedlichen Handlungszusammenhängen angeboten werden. Hier erfährt das Kind, was man mit den Dingen tun kann und wie bestimmte Wörter kontextbezogen benutzt werden.

> **Übungsbeispiel Wortschatzerweiterung:**
> *Kaufladen spielen mit unterschiedlichen, thematisch eingegrenzten Gegenständen; z. B. Obstsorten: die Banane, der Apfel, die Orange, die Kiwi, der Pfirsich, die Birne, die Kirsche.*
> *Rollenwechsel zwischen Käufer und Verkäufer. Die Anzahl der Obstsorten kann schrittweise erweitert werden.*

Langfristig geht es bei der Erweiterung des Wortschatzes auch darum, das offene Sprachverstehen zu verbessern. Da Wörter, die bereits bekannt sind, leichter gehört und verstanden werden, verlaufen beide Prozesse parallel zueinander und ergänzen einander positiv. Generell gilt, bei eingeschränktem Wortschatz und Sprachverstehen frühzeitig mit der logopädischen Therapie zu beginnen, um die negativen und weitreichenden Auswirkungen der Hörstörung auf die kindliche Sprachentwicklung und die soziale, kognitive und emotionale Entwicklung zu minimieren.

Satzbau und Grammatik

Die Grammatikentwicklung von normalhörenden Kindern ist im Alter von 3 bis 4 Jahren in ihren Kernaspekten bereits abgeschlossen. Tritt eine Hörstörung vor oder innerhalb dieser Phase auf, kann der Erwerb der syntaktischen Regelableitungen aufgrund der unvollständigen Sprachinformation erschwert sein. Es bestehen dann zumeist Schwierigkeiten beim Erkennen und Zuordnen von syntaktischen Beziehungen und der Verwendung von morphologischen Markierungen. Dies äußert sich unter anderem in einem Fehlen von nicht inhaltstragenden Funktionswörtern (Pronomen) und fehlerhaften Verbflexionen.
Um Verben im Deutschen regelgemäß zu beugen, müssen Kinder das Flexionssystem erlernen und insbesondere die Suffixe -t, -st und -n in ihrer Funktion unterscheiden (Bsp.: ich renne, du rennst, er rennt, wir rennen, ihr rennt, sie rennen). Die Kenntnis und korrekte Verwendung des Flexionssystems ermöglicht die Bildung von Sätzen, in denen das Verb an das Subjekt angepasst ist. Diese Übereinstimmung nennt man Subjekt-Verb-Kongruenz. Für einen ungestörten Spracherwerb ist es also entscheidend, insbesondere die Konsonanten -t, -st und -n im Silbenauslaut zu hören, um nicht nur die Verbflexion, sondern auch die Wortstellung im Deutschen richtig zu erlernen. Für hörgestörte Kinder ist es schwieriger, Konsonanten wahrzunehmen als Vokale; ganz besonders gilt dies für Konsonanten, die im un-

betonten Silbenauslaut stehen (z. B. im Wort „Hut"). Die Hörstörung erschwert die Wahrnehmung jener kleinsten Wortteilchen und führt dazu, dass die Entwicklung und Festigung eines syntaktischen Regelsystems erschwert ist.

Meist ist ein inzidentelles Erlernen grammatikalischer Regularien im Alltag unter der erschwerten Bedingung einer Hörschädigung für das Kind nicht ausreichend. Durch eine gezielte Sprachtherapie, die sich an den individuellen Entwicklungsschritten des Kindes orientiert, kann der Erwerb von syntaktischen und morphologischen Regeln durch natürliches Lernen gefördert werden. Eine spielerische, am natürlichen Spracherwerb ausgerichtete Therapie fördert die Motivation und erleichtert damit die Festigung neuer Therapieinhalte. Bei größeren Kindern im Schulalter muss das spielerische Vorgehen manchmal durch eine systematische Übungsweise grammatikalischer Strukturen abgelöst werden, um den sprachlichen Rückschritt auch im Hinblick auf die schulischen Anforderungsbedingungen schnellstmöglich aufzuholen.

Lautbildung

Bei der phonetischen Störung (Sprechstörung) kann das Kind bestimmte Laute motorisch nicht korrekt bilden. Diese sprechmotorische Störung wird auch als Artikulationsstörung bezeichnet. Prinzipiell gibt es unterschiedliche Möglichkeiten, wie ein Laut fehlgebildet werden kann. Für diese Fehlbildungen gibt es unterschiedliche Terminologien, die sich aus der griechischen Bezeichnung des entsprechenden Buchstabens und die Endung „-tismus" bzw. „zismus" zusammensetzen. Hierdurch wird zwar ersichtlich, welcher Laut betroffen ist, nicht aber in welcher Form der Laut fehlgebildet wird.

> **Beispiel**
> *Das betrifft zum Beispiel den Laut /s/: Das Kind schiebt die Zunge bei der Bildung des Lautes /s/ zwischen die Zähne und der Laut wird nicht korrekt gebildet (Sigmatismus). Diese Artikulationsstörung ist allgemein als «Lispeln» bekannt. Es können aber auch andere Laute betroffen sein, die schwer zu artikulieren sind, wie z. B. /sch/ (Schetismus) oder das Zungenspitze-/r/(Rhotazismus).*

Die Artikulationstherapie steht bei hörgeschädigten Kindern meist nicht im Vordergrund. Sie schließt sich vielmehr an die Förderung der auditiven Wahrnehmung sowie der grundlegenden Sprachkompetenzen in den Bereichen Wortschatz, Sprachverständnis und Syntax an. Eine Ausnahme bilden Kinder, deren Artikulationsstörung die Verständlichkeit der Spontansprache gravierend beeinträchtigt.

Eine grundlegende Voraussetzung für die erfolgreiche Lautanbahnung bildet die auditive Lautunterscheidung (Diskrimination) des korrekten Ziellautes von einem fehlgebildeten Ersatzlaut und seine auditive Erkennung (Identifikation) und Positionsbestimmung im Wort. Dieser Bereich wird durch das Hörtraining meist abgedeckt und kann je nach Alter und Sprachstand des Kindes sprachlautspezifisch erweitert werden, um die auditive Wahrnehmung und Sensibilität für den Ziellaut durch Schulung des Eigen- und Fremdhörens zu verbessern.

Viele Kinder mit einer Hörschädigung setzen sehr viel Kraft im orofazialen (den Mund und das Gesicht betreffenden) Muskelbereich bei der Lautbildung und dem Sprechen ein. Diese erhöhte Muskelspannung erleichtert ihnen die kinästhetische Kontrolle beim Sprechvorgang, die ihnen aufgrund der eingeschränkten Möglichkeit der Eigenkontrolle über das Gehör fehlt. Als Folge des erhöhten Muskeltonus klingt die Sprache häufig hart und abgehackt. In diesem Fall sollte die Therapie neben einer Förderung der orofazialen Sensomotorik (Zusammenspiel von sensorischen und motorischen Leistungen) zur Verbesserung der taktil-kinästhetischen Wahrnehmung auch das Herstellen einer ausgeglichenen Muskelspannung im Bereich der Artikulationsorgane beinhalten. In der Artikulationstherapie mit hörgeschädigten Kindern nimmt deshalb die Förderung der auditiven Wahrnehmung sowie die Verbesserung des mundmotorischen Muskelgleichgewichts eine wichtige Rolle ein.

Phonematische Übungen zum Einzellaut dienen der korrekten Lautanbahnung und seiner Stabilisation auf Silben-, Wort- und Satzebene, bis dem Kind der Transfer in seine Spontansprache gelingt. Dabei geht es darum, dem Kind geeignete Hilfen zur Eigenkontrolle der korrekten Lautbildung (z. B. durch lautunterstützende Bewegungen) zu vermitteln. Sobald der Ziellaut isoliert korrekt gebildet wird, kann die Lautfestigung zunächst auf Silbenebene, dann auf Wortebene am Wortanfang, dann am Wortende und dann in der Wortmitte geübt werden. Von der Wortebene kann zu Übungen auf Satzebene und zum Transfer in die Spontansprache übergegangen werden.

Ein schematisches Vorgehen, das sich ungeachtet der Art, Ursache und dem Ausprägungsgrad der Aussprachestörung für alle Kinder anwenden lässt, ist nicht möglich. Vielmehr gilt es, die beschriebenen Therapieelemente individuell einzusetzen und entsprechend des Störungsschwerpunktes zu variieren.

> Die Zielsetzung in der Artikulationstherapie mit hörgeschädigten Kindern ist immer auch in Zusammenhang mit dem Grad der Hörschädigung zu sehen und kann unter Umständen Grenzen aufweisen. Vorrangiges Ziel ist die Förderung einer gut verständlichen Aussprache und eines natürlichen Sprechrhythmus.

Funktionsbereiche der Stimme

Eine Hörstörung kann sich auf alle funktionalen Aspekte der Stimmgebung auswirken. Durch die eingeschränkte audiophonatorische Eigenkontrolle versuchen viele hörgeschädigte Kinder die Stimme über die kinästhetische Wahrnehmung zu kontrollieren. Das wiederum führt zu einer erhöhten Kraftanstrengung und einer gesteigerten Muskelspannung beim Sprechen. Zusätzlich bewirkt die erhöhte Konzentration, die sie in der Kommunikationssituation aufbringen müssen, eine vermehrte Anspannung und einen gesteigerten Gesamtkörpertonus. Die Folgen dieser Überfunktion können alle Bereiche der Stimmgebung betreffen: Die Stimme klingt heiser, rau, gepresst und angestrengt. Die Stimmlage ist meist erhöht, der Stimmumfang eingeschränkt. Es können Schmerzen und/oder Missempfindungen wie Kloßgefühl, Trockenheit und Räusperzwang auftreten. Als Begleiterscheinungen kommt es zu Fehlhaltungen durch Anspannung, zu einer Störung des Atemrhythmus, einem erhöhten Sprechtempo. Bei einigen Kindern ist ein offenes Näseln als kompensatorische oder Folgereaktion auf die erhöhte Muskelanspannung zu beobachten. Bei der Hypernasalität (übermäßige Nasenresonanz) entweicht zu viel Luft durch die Nase anstatt durch den Mund, da das Gaumensegel nicht vollständig abdichtet. Dadurch werden die oralen Laute (Vokale, besonders /i/ und /u/) mit nasalem Stimmklang gesprochen.

> Vor allem bei hochgradig schwerhörigen oder hörrestigen Kindern zeigen sich häufig behandlungsbedürftige Auffälligkeiten im Bereich des Atemrhythmus, der Stimmgebung und der Gesamtkörperspannung (Tonus). Diese Auffälligkeiten haben meist keine organischen Ursachen, sondern sind vorrangig auf die fehlende Eigenkontrolle des Gehörs und einen gesteigerten Körpertonus durch die erhöhte Anspannung in der Kommunikationssituation zurückzuführen.

Zur Behandlung der audiogen bedingten Stimmstörung stehen unterschiedliche Therapieansätze mit vielfältigen kindgerechten Übungen in allen stimmrelevanten Bereichen zur Verfügung. Bei Klein- und Kindergartenkindern steht die Aufklärung, Beratung und ggf. Anleitung der Eltern im Vordergrund.

Eine logopädische Behandlung der Stimmfunktion wird in der Regel erst mit Kindern ab dem Vorschulalter durchgeführt; sie kann direkt oder indirekt, in Einzel- oder Gruppensitzungen stattfinden. Unter Einbezug unterschiedlicher spielerischer Methoden wird vorrangig an der Verbesserung der auditiven und taktil-kinästhetischen Eigenwahrnehmung und der (Wieder-)Herstellung eines flexiblen, ausgeglichenen Tonus gearbeitet, um eine Grundlage für eine physiologische Stimmgebung zu schaffen. Schon Vorschulkinder sind in der Lage, stimmliche Unterschiede bei anderen Personen auditiv zu unterscheiden. In der Spielsituation wird geübt, ob das Stofftier oder die Handpuppe laut oder leise spricht, eine hohe oder tiefe Stimme oder einen „weichen" oder „harten" Stimmklang hat. Nach der Fremdwahrnehmung wird die Eigenwahrnehmung spielerisch geschult und in Beobachtungsaufgaben für zu Hause gefestigt. Zur Tonusregulierung werden Lockerungs- und Dehnungsübungen durchgeführt oder muskelentspannende Übungen, Massagen und autogenes Training ausgewählt.

Übungsbeispiel Tonusregulierung:
Balanceübungen: Springen auf dem Trampolin oder Balancierscheiben eignen sich für Balanceübungen und damit zur Tonusregulation.

Die Arbeit an Atmung und Stimmgebung (Phonation) fließt als elementarer Therapiebereich in die Behandlung mit ein. Atmung und Phonation sind miteinander verbundene Vorgänge, denn Sprechen ist hörbare Ausatmung. Liegt eine diagnostizierte Atemfehlfunktion vor, müssen Kinder je nach Alter auf sensible, direkte oder indirekte Weise zur Erlangung einer physiologischen Atemfunktion und einer dem Atemrhythmus angepassten Phonation angeleitet werden.

Übungsbeispiel Ruheatmung:
Ein aufgepusteter Luftballon wird im Liegen auf verschiedene Atemräume (Bauch, Brust etc.) aufgelegt und die Atembewegung beobachtet.

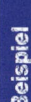

Übungsbeispiel Phonation:
Intention: Überraschung. Das Kind phoniert z. B. ein /a/ mit der Vorstellung, ein Feuerwerk anzuschauen und sich zu freuen. (Vokalwechsel: /o/: Geschenk, /u/: Gespenst, /e/: Hühner wegscheuchen, /i/: Spinne)

Die Behandlung zusätzlicher sprachlicher Defizite, z. B. im Bereich Artikulation, wie Dyslalien (Lautbildungsstörungen) oder myofunktionelle (mundmotorische) Störungen, kann ebenso in den Therapieablauf eingebaut werden wie der Abbau einer zu geringen Kieferweite bei der Artikulation und muskulärer Verspannungen im orofazialen Bereich. Die Elemente der Stimmtherapie sind nicht getrennt voneinander zu betrachten, denn in den meisten Übungen kommen Ziele aus mehreren Kategorien zum Tragen. Wenn ein Kind ein „o" phoniert, lässt sich diese Übung – je nach Zielsetzung – den Bereichen Wahrnehmung, Atmung (Sprechatmung), Phonation oder Artikulation zuordnen.

Bei allen Therapiebereichen spielt die Elternberatung eine umfassende Rolle. Deshalb werden die Eltern immer in die Therapie mit einbezogen. Das Ziel der logopädischen Stimmtherapie besteht darin, die Kommunikationsfähigkeit des Kindes durch eine anstrengungsfreie und belastungsfähige Stimme zu verbessern, das Selbstwertgefühl des Kindes zu fördern und Freude an der physiologischen Stimmgebung zu wecken.

Ganzheitlicher Ansatz

Das ganzheitliche Vorgehen in der Therapie ist zunehmend gängiger Grundgedanke in der Arbeit mit unterschiedlichen Störungsbildern. Dabei steht nicht die alleinige und isolierte Verbesserung eines Symptoms, sondern die Gesamtpersönlichkeit des Kindes im Vordergrund und erlaubt eine individuelle Ausrichtung der Therapie auf die jeweiligen Bedürfnisse des Kindes und seiner Familie.
Die ICF 2001 (International Classification of Functioning, Disability and Health) rückt diese Aspekte der „Teilhabe und Aktivität" bewusst in den Vordergrund der Therapie. Die Einführung des Klassifikationsmodells ICF im Jahr 2001 bewegte zu einer neuen Betrachtungsweise des Krankheitsbegriffs im Gesundheitswesen. Während die alte ICIDH (International Classification of Impairments, Disabilities and Handicaps) stärker defizitorientiert war, berücksichtigt die ICF Kontextfaktoren, um die biopsychosozialen Aspekte von Krankheitsfolgen zu erfassen.

> Die ICF ist ein biopsychosoziales Klassifikationsmodell von Gesundheit und Krankheit, das die unterschiedlichen Komponenten von der Funktionstüchtigkeit des Menschen berücksichtigt und als international verbindliches Klassifikationsmodell von der WHO (World Health Organization) verabschiedet wurde.

Jedes Kind lebt in einem sozialen Gefüge, meist der Familie. Da jede Familie unterschiedliche Anforderungen, Probleme und Sorgen zu bewältigen, Zeitpläne und Erwartungen zu erfüllen und eine eigene Motivation in der Therapie hat, muss dieses Gesamtsystem im therapeutischen Vorgehen beachtet und berücksichtigt werden, um die bestmöglichen Bedingungen für die Ableitung der Therapieziele und den Erfolg der Therapiemaßnahme zu schaffen. Ganzheitliche Konzepte beziehen demnach auch nichtsprachliche Bedingungsfaktoren in die Hör-Sprachtherapie mit ein. Hier wird den jeweiligen Umweltbedingungen Beachtung geschenkt und eine Verbesserung des zu behandelnden Symptoms durch das therapeutische Wirken auch in anderen, umfassenderen Entwicklungsbereichen erwartet.

Interdisziplinäre Zusammenarbeit

Die Therapie der kindlichen Schwerhörigkeit erfolgt heute interdisziplinär (fachübergreifend) mit frühzeitiger Hörsystemversorgung und Förderung des Hör- und Spracherwerbs in pädagogisch-audiologischen Zentren. Unter einem interdisziplinären Konzept versteht man die Zusammenarbeit aller am Therapieprozess beteiligten Berufsgruppen – Ärzte, Physiker/Ingenieure, Logopäden, Hörgeräteakustiker, Psychologen, Audiometristen sowie Heilpädagogen, Frühförderern und Pädagogen.

Der ganzheitliche und interdisziplinäre Ansatz ermöglicht damit eine umfassende Betreuung des Kindes und seiner Familie durch einen intensiven Austausch zwischen den verschiedenen Berufsgruppen. Nur so ist zu gewährleisten, dass das Kind aus seinem Hörsystem den größtmöglichen Nutzen und Hörerfolg erzielt. Die fachübergreifende Zusammenarbeit bietet Raum für einen interkollegialen Austausch und ermöglicht es, individuelle Problemstellungen und spezifische Beobachtungen im Team zu besprechen und ganzheitliche Fördermaßnahmen zum Wohle des Kindes abzuleiten.

Anhang

Häufig gestellte Fragen

Wie kann ich mein Kind im Alltag fördern?

Es gibt zahlreiche Tipps, die dazu beitragen können, die kindliche Sprachentwicklung zu begünstigen und zu fördern. Ein Großteil dieser Verhaltensweisen beim Sprechen mit Kindern setzen Sie bereits ein, ohne dass es Ihnen bewusst ist. Das ist auch gut so, denn von einer lehrhaften, unnatürlichen Kommunikation sollte man im Umgang mit Kindern absehen. Einige Empfehlungen können gut in die natürliche Sprachsituation integriert werden und den Spracherwerb fördern:

Eine *natürliche Kommunikation* gelingt, wenn Sie im Umgang mit dem kleinen Kind kürzere Sätze bilden, viele Fragen und Wiederholungen und eine stark ausgeprägte Sprachmelodie benutzen. In der Regel geschieht dies automatisch und Sie passen sich unbewusst dem Sprachstand des Kindes an. Mit hörgeschädigten Kindern muss man manchmal etwas langsamer sprechen als mit normalhörenden Kindern, keineswegs aber sollte das Gespräch unnatürlich, überdeutlich oder zu stark vereinfacht wirken.

Ihr Kind ist für die Sprache besser zugänglich, wenn das Gesprächsthema an den *Interessen des Kindes* ausgerichtet ist. Es lenkt dann seine Aufmerksamkeit auf das Gesprochene und die damit verbundene Handlung im Spiel. Auch wenn Ihr Kind das Thema schnell wechselt, folgen Sie ihm und begleiten Sie das neue Thema sprachlich.

In der Kommunikation sollten Sie darauf achten, *kurze oder moderat lange Sätze* anzubieten und sie an den Sprachstand des Kindes anzugleichen. Bei zu langen Sätzen geht der Fokus auf den Inhalt leicht verloren. Da aber der Inhalt für die Kommunikation von entscheidender Bedeutung ist, sollte die Äußerungslänge für das Kind gut verständlich sein. Auch bietet es sich immer an, vor dem Weitersprechen auf eine *Reaktion* des Kindes zu warten und ihm die Möglichkeit zu geben, auf das Gehörte zu antworten. Nicht selten passiert es, dass ein Gesprächspartner bei ausbleibender Reaktion mehr und mehr spricht, um die entstehenden Pausen zu füllen. Es empfiehlt sich aber, abzuwarten und dem Kind die Chance einzuräumen, zu reagieren.

Mit zunehmender Sprachentwicklung werden die produzierten Sätze des Kindes immer länger und auch grammatikalische Fehler können sich häufiger einschleichen. Hier ist es vorteilhaft, wenn Sie diese Sätze manchmal wiederholen und dabei um die korrekte grammatische Form erweitern. Um beispielsweise die korrekte Verwendung von Artikeln zu betonen, ist es möglich, den Artikel zu einem Wort isoliert anzubieten und ihn damit hörbar in den Vordergrund zu stellen, z. B.:

Gib mir den; Die ist aber schön. Ein derartiger Artikelgebrauch hilft den Kindern, diese besser zu lernen. Auch sollten Sie eine zu häufige wörtliche Wiederholung des Gesagten vermeiden. Zwar sind gelegentliche *Wiederholungen* manchmal sinnvoll, um Inhalte zu betonen oder zu festigen, doch gilt auch hier das Prinzip der natürlichen Kommunikation. Sie können die Kommunikation anregen und fördern, indem Sie offene Informationsfragen stellen, die eine Antwort des Kindes erfordern. Fragen, die mit *W-Wörtern (wie, wo, was, wer)* beginnen, führen ein Gespräch voran. Fragen, die lediglich mit *Ja* oder *Nein* zu beantworten sind, bremsen die Kommunikation eher aus.

Im Allgemeinen sollten Eltern immer darauf achten, keine Trainings- oder Lehrsituation zu schaffen. Ein betont lehrendes Vorgehen, bei dem das Kind häufig aufgefordert wird, bestimmte Wörter korrekt auszusprechen oder Objekte zu benennen, oder bei dem es ständig korrigiert wird, kann die *Natürlichkeit der Kommunikation* zerstören und die Sprechfreude geht verloren. Die förderliche Sprache entsteht beiläufig und ohne viel darüber nachzudenken. Eine für das hörgeschädigte Kind *förderliche Sprache* ist zwischen normaler Umgangssprache, gelegentlichen Erweiterungen und bewusst langsamem, aber natürlichem Sprechen ausgerichtet. Die Sprachtherapiestunde kann wichtige Anregungen für eine förderliche Sprache geben. Das eigentliche Lernen geschieht allerdings im Kontakt und Gespräch mit anderen Menschen. Daher ist es besonders wichtig, dass die Bezugspersonen des Kindes ein gutes *Sprachmodell* bieten und eine förderliche Sprache anbieten.
Ein zusätzlicher und sehr wichtiger Punkt ist das Lob. Geben Sie Ihrem Kind viele positive Rückmeldungen und ermutigen Sie es, sich sprachlich zu entfalten. Lob fördert das Selbstvertrauen und erhält die Sprechfreude und den Spaß an Lauten. Wesentlich, um selbstbewusst im Leben zu stehen und das eigene Hörsystem zu akzeptieren, ist, dass das Kind von seiner Umwelt im Allgemeinen und seinen Bezugspersonen im Besonderen Liebe, Zuwendung und Akzeptanz erfährt. Nur so kann sich das Kind trauen, auch Fehler zu machen, um daran zu wachsen und sich sprachlich weiterzuentwickeln.

Kann mein Kind eine Regelschule besuchen?
Inzwischen ist es nicht mehr zwangsläufig notwendig, dass Kinder mit Hörgeräten oder Cochlea-Implantaten in speziellen Einrichtungen für Hörgeschädigte untergebracht werden. Sowohl ein normaler Kindergarten- als auch Schulbesuch sind in regulären Einrichtungen durchaus möglich, bei gutem Aufholen und entsprechender Aneignung des Grundwortschatzes und der Grundgrammatik. Möglicherweise kann der Umgang mit Gleichaltrigen sogar hilfreich sein, spielend sprechen zu lernen.

Was ist ein Nachteilsausgleich?

Um den Unterricht für implantierte Kinder so fair wie möglich gestalten zu können, wurden wichtige Bestimmungen für den Nachteilsausgleich in vielen Bundesländern bereits gesetzlich geregelt. Wichtige Punkte, die der Nachteilsausgleich in Deutschland beinhaltet, sind z. B.:

- verlängerte Arbeitszeit bei schriftlichen Schularbeiten
- Inhaltserklärung vor und während der schriftlichen Schularbeit durch den Lehrer
- Verwendung von speziellen Arbeitsmitteln (z. B. Bedeutungswörterbuch)
- Verwendung eines Ersatztextes bei Hörübungen
- Ersatz der Aufgaben zum Hörverstehen durch Aufgaben zum Leseverständnis bei fremdsprachigen Schularbeiten
- Rahmenbedingungen und didaktische Hinweise für den Unterrichtsalltag
- Präsentationen, Projekte oder gestalterische Zusatzaufgaben statt mündlicher Prüfung
- Ersatz von Gruppenprüfungen durch Einzelprüfungen, wenn keine Schülerinnen und Schüler des gleichen Jahrgangs und gleicher Kommunikationsform zu einer Gruppe zusammengeschlossen werden können

Die Bestimmungen können von Bundesland zu Bundesland variieren. Um die genauen Bestimmungen in Ihrem Bundesland zu erfahren, wenden Sie sich bitte an die zuständige Einrichtung.

Welche hilfreiche Technik gibt es für schwierige Hörsituationen?

Obgleich die unterschiedlichen Hörsysteme über eine hervorragende Technologie verfügen, können sie ein gesundes Hörorgan niemals vollständig ersetzen. Die tägliche Erfahrung von hörgeschädigten Menschen zeigt, dass auch ein optimal angepasstes Hörsystem nicht in allen Situationen ein gutes Sprachverstehen ermöglicht. Dies ist vor allem dann der Fall, wenn störende Umgebungsgeräusche gleich laut oder lauter sind als die eigentliche Stimme, die man zu verstehen versucht. Man spricht hier von einem ungünstigen Signal-Rausch-Abstand (SNR, engl.: signal-to-noise ratio).

Eine drahtlose Signalübertragungsanlage oder auch Funkübertragungsanlage bzw. FM-Anlage (Frequenz-Modulation) kann das Sprachverständnis in solch herausfordernden Hörsituationen deutlich verbessern. Die FM-Anlage nimmt die Stimme des Sprechers durch ein nahe am Mund getragenes Mikrofon direkt auf. Die mögliche drahtlose Verbindung des Sprachsignals mit dem Audioprozessor des Hörsystems überbrückt vorteilhaft die Distanz von Sprecher und Zuhörer. Nachhall wird ausgeblendet, vorhandene Hintergrundgeräusche werden maximal abgeschwächt und können so Sprache nicht übertönen. Gleichzeitig bleibt die Mobilität der Kommunikationsteilnehmer uneingeschränkt erhalten.

Für den Kindergarten und die Schule gibt es beispielsweise akkubetriebene, einfach zu handhabende FM-Höranlagen, die im Unterricht zusätzlich zu den individuellen Hörhilfen genutzt werden können. Dabei trägt der Erzieher oder der Lehrer einen Sender mit Mikrofon (z. B. als Headset oder Ansteckmikrofon). Das Hörsystem des Kindes ist mit einem Funkempfänger verbunden. Auf diese Weise ist es möglich, dass die Stimme des Sprechers ohne Störgeräusche und Intensitätsverlust beim Kind ankommt. Ein zusätzlich anzuschließendes Schülermikrofon – gegebenenfalls mit Lautsprechern für das Klassenzimmer – kann von Nutzen sein, um den akustischen Kontakt des hörgeschädigten Kindes zu den anderen Kindern der Gruppe oder Klasse zu verbessern. Alternativ kann der Sender mit Mikrofon in besonderen Situationen an die gerade sprechende Person weitergegeben werden. Zudem ist es möglich, den Sender des Erziehers bzw. des Lehrers mit verschiedenen Audiogeräten zu verbinden. Auf diese Weise wird der Ton von CD-Playern, Fernsehgeräten usw. dann direkt in das Hörsystem übertragen.

Ihr Audiologe, Hörgeräteakustiker oder Hersteller berät Sie gerne zu weiterer externer Technik, die verwendet werden kann, um das Hören in anspruchsvollen Umgebungsbedingungen zu erleichtern.

Kann mein Kind mit dem Hörsystem/CI Sport treiben?

Im Sportunterricht ist vor allem bei Ballsportarten Vorsicht geboten. Wenn Ihr Kind mit einem Hörsystem oder Cochlea-Implantat versorgt ist, sollten Sie besonders darauf achten, dass z. B. Bälle nicht auf den Kopf geworfen werden. Das kann natürlich bei allen Kindern zu Verletzungen führen – aber bei hörgeschädigten Kindern kann dadurch zusätzlich das Hör-/Implantatsystem beschädigt werden. Für den Sport gibt es praktisches Zubehör, das den Audioprozessor schützt. Ihr Audiologe, Hörgeräteakustiker oder Hersteller gibt Ihnen Auskunft darüber, welches Zubehör für Ihr Kind sinnvoll ist. Beim Schwimmunterricht ist darauf zu achten, dass die Kinder das Hörgerät/den Audioprozessor abnehmen oder durch spezielles Zubehör schützen.

Funktioniert das Hörimplantat/CI ein Leben lang?

Ein Hörimplantat/CI muss nicht zwangsläufig ausgetauscht oder erneuert werden, sondern nur wenn ein technischer Defekt, Unfälle oder eine medizinische Notwendigkeit vorliegen. Bei Bedarf kann auch der Audioprozessor und in seltenen Fällen das Implantat entsprechend der technischen Entwicklung gegen ein neueres Modell getauscht werden, wodurch ein besseres Hören und Verstehen möglich sein sollte. Meist ist die Technik aber auf eine Rückwärtskompatibilität ausgerichtet – d. h., dass ein neuer Audioprozessor auch mit einem älteren Implantat kombinierbar ist. Eine Verschlechterung nach der Reimplantation ist unwahrscheinlich. Der Ablauf entspricht dabei dem der Erstimplantation. Auch hier ist wieder die Zusammenarbeit mit den zuständigen Kliniken und dem entsprechenden Fachpersonal zu betonen. Diese können auch über aktuelle Entwicklungen informieren.

Hier finden Sie professionelle Unterstützung!

Weiterführende Literatur und Quellen

Appelbaum, B. (2016). Gebärden in der Sprach- und Kommunikationsförderung. Idstein: Schulz-Kirchner Verlag.

Deutsche Gesellschaft für Phoniatrie und Pädaudiologie (DGPP): Langfassung der Leitlinie „Periphere Hörstörungen im Kindesalter". Stand 09/2013. Online unter http://www.awmf.org/leitlinien/detail/ll/049-010.html

Konsenspapier der DGPP zur Hörgeräte-Versorgung bei Kindern, Vers. 3.5, DGPP (2012). Deutsche Gesellschaft für Hals-Nasen-Ohren-Heilkunde, Kopf- und Hals-Chirurgie e. V. (Hrsg.): Langfassung der Leitlinie „Cochlea-Implantat Versorgung einschließlich zentralauditorischer Implantate" Stand: 05/2012. Online unter http://www.awmf.org/leitlinien/detail/ll/017-071.html

Reuter, G., Krauth, C. & Lenarz, T. (2009): Frühkindliche Hörstörungen. Epidemiologie und therapeutische Relevanz. HNO 57 (1): 37-43.

Senf, D. (2004): Cochlea-Implantat – mit dem CI leben, hören und sprechen. Ein Ratgeber für Eltern. Idstein: Schulz-Kirchner Verlag.

Szagun, G. (2013): Sprachentwicklung beim Kind – Ein Lehrbuch. 5. akt. Aufl. Weinheim, Basel: Beltz Verlag.

Thiel, M. (2000): Logopädie bei kindlichen Hörstörungen: Ein mehrdimensionales Konzept. Berlin: Springer-Verlag.

Auswahl relevanter Vereine, Foren, (Selbsthilfe-)Gruppen u. a.

- Arbeitsgemeinschaft CI (Re-)Habilitation e.V. (ACIR).
  Online unter www.acir.de
- Bundeselternverband gehörloser Kinder e.V.
  Online unter www.gehoerlosekinder.de
- Deutsche Cochlea Implantat Gesellschaft e.V.
  Online unter www.dcig.de
- Deutscher Gehörlosen-Bund e.V.
  Online unter http://www.gehoerlosen-bund.de
- Deutscher Schwerhörigenbund e.V.
  Online unter http://www.schwerhoerigen-netz.de
- Isaac – Gesellschaft für unterstützte Kommunikation e.V.
  Online unter www.gesellschaft-uk.de
- Kleine Lauscher – Elterninitiative zur lautsprachlichen Förderung hörgeschädigter Kinder e.V.
  Online unter www.kleine-lauscher.de

Online finden Sie ein Expertenverzeichnis mit den Selbsthilfegruppen unter: http://www.dcig.de/selbsthilfe/selbsthilfegruppe-finden.html

Audiologische Fachbegriffe

AEP:	Akustisch evoziertes Potential. Veränderung im EEG, die durch ein Schallereignis hervorgerufen wird.
Atresie:	Gehörgangsatresie: Verschluss oder Nichtvorhandensein des Gehörgangs
Audioeingang:	Mithilfe des Audioeingangs können akustische Signale über eine Funkverbindung direkt auf das Hörsystem übertragen werden.
Audiogramm:	Eine grafische Darstellung des Hörvermögens. Das Ergebnis eines Hörtests wird in ein Audiogramm eingetragen und zeigt den Grad und die Art des Hörverlustes. Es stellt den Hörverlust in Dezibel bei unterschiedlichen Frequenzen dar.
Audiologen:	Hörspezialisten, die Personen mit Hörverlust behandeln.
Audiologie:	Wissenschaft, die sich mit der Behandlung und Rehabilitation von Hör- und Kommunikationsstörungen beschäftigt.
Audiometrie:	Eine Reihe von audiologischen Tests, die die Eigenschaften des Gehörs vermessen.
Auditorisch:	Das Hören betreffend
BAHA:	Bone Anchored Hearing Aid. Knochenverankertes Hörgerät
BERA:	Brainstem Electric Response Audiometry. Misst Potentiale des Hirnstamms. Die Hirnstammaudiometrie wird oft bei Neugeborenen-Hörscreenings eingesetzt und ist nicht invasiv.
Binaurales Hören:	Das Hören mit beiden Ohren. Binaurales Hören ist für die Erkennung von Richtungsunterschieden sehr wichtig.
CERA:	Cortical Evoked Response Audiometry. Misst Potentiale der Hirnrinde.
Dezibel (dB):	Maßeinheit für die Lautstärke
DPEOAE:	Distorsionsprodukt evozierte otoakustische Emissionen. Messmethode, die Schallaussendungen des Innenohres erfasst.
Erworbener Hörverlust:	Hörverlust, der nach der Geburt auftritt.
EAS:	Elektrisch Akustische Stimulation
ERA:	Elektrische Reaktionsaudiometrie: Überprüfung der Hörfähigkeit anhand der Ableitung der Nervenaktivität im Hirnstamm und/oder der Hirnrinde während des Hörens.
FM-Anlage:	Frequenzmodulations-Anlage: drahtlose Signalübertragungsanlage der Stimme des Sprechers über ein Mikrofon zum Empfänger des Zuhörers. Nebengeräusche werden abgeschwächt und Nachhall ausgeblendet.
Frequenz:	Die Tonhöhe eines Schallsignals. Die Maßeinheit für Frequenz ist Hertz (Hz).
Hertz (Hz):	Maßeinheit für die Frequenz

Hörschwelle:	Die geringste Lautstärke, die ein Hörender gerade noch wahrnehmen kann. Bei einem Hörtest werden die Hörschwellen für verschiedene Tonhöhen ermittelt und im Audiogramm eingetragen, um eine Hörstörung genau diagnostizieren zu können.
Hybrid-Versorgung:	Kombination aus CI- und Hörgeräte-Technologie
Knochenleitung:	Übertragung von Schall bzw. Vibrationen zum Innenohr über den Knochen. So können der Gehörgang und das Mittelohr umgangen werden, wenn in diesen Bereichen Probleme bestehen.
Kombinierter Hörverlust:	Hörverlust, der durch Probleme sowohl im Mittel- als auch im Innenohr verursacht wird.
Kongenitaler Hörverlust:	Auch angeborener Hörverlust genannt; ein Hörverlust, der bereits bei der Geburt vorhanden ist.
Lokalisierung:	Die Fähigkeit, eine Schallquelle zu orten.
Luftleitung:	Übertragung von Schall bzw. Vibrationen über die Luft. Der Schall nimmt den Weg über das Außen-, Mittel- und Innenohr.
OAE:	Otoakustische Emissionen. Schallaussendungen der äußeren Haarzellen des Innenohrs
PORP	Partial Ossicular Replacement Prosthesis
postlingual:	Nach dem Spracherwerb; Gehörlosigkeit, die erst nach dem Erlernen von Sprache auftritt.
prälingual:	Vor dem Spracherwerb; Gehörlosigkeit, die bereits bei der Geburt vorhanden ist oder vor dem Erlernen von Sprache entsteht.
(Re-)Habilitation:	Individuell abgestimmtes Training für Menschen mit Hörverlust, das das Erlernen und Verstehen von Sprache fördert. Für Kinder, die nie hören oder sprechen konnten, wird auch der Begriff Habilitation verwendet.
Restgehör:	Trotz Hörverlustes verbliebenes Hörvermögen. Die meisten Menschen mit schwerem Hörverlust haben ein Restgehör, das jedoch oft keine ausreichend klaren Informationen mehr zum Verstehen von Sprache liefert.
Schallleitungsstörung:	Hörverlust, der durch Störungen im Außen- und/oder Mittelohr verursacht wird.
SNR:	Signal-Rausch-Abstand (engl. signal-to-noise ratio). Verhältnis aus der Leistung des übertragenen Nutzsignals zur Leistung des Rauschsignals
Sprachfrequenz:	Der Frequenzbereich von 250 bis 8000 Hz, der das menschliche Sprechen umfasst und für das Hören und Verstehen von Sprache am wichtigsten ist.
TEOAE:	Transitorisch evozierte otoakustische Emissionen. Messmethode, die Schallaussendungen des Innenohres erfasst.
TORP:	Total Ossicular Replacement Prosthesis